W0260418

Allotria

eines alten Mediziners

Ein Todtengespräch über Künstler- und Literaten-
Elend im Leben, Sterben und nach dem Tode

von

W. A. Freund

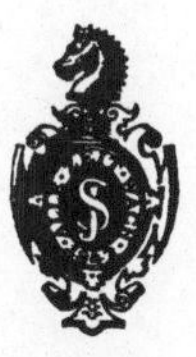

Springer-Verlag Berlin Heidelberg GmbH 1917

ISBN 978-3-662-38693-4   ISBN 978-3-662-39567-7 (eBook)
DOI 10.1007/978-3-662-39567-7

Theobald Ziegler

gewidmet

von W. A. Freund

An Stelle des Vorworts.

Lieber Freund, verehrter Kollege!

An einem der schönen Verbrüderungs-Festtage der
südwestdeutschen alten Universitäten mit der jüngsten
Straßburger in den 70er und 80er Jahren wurde an
einem Tische die Frage aufgeworfen, was der in zwei
Briefen des jungen Goethe an seine Leipziger Freunde
(herausgegeben von Otto Jahn) erwähnte „Sassafras“
zu bedeuten habe. Ein jovialer Kollege, der bei der
Selbstvorstellung unter jubelndem Zuruf verkündete:
„ich bin der und der aus Tübingen, die andern sechs
sind zu Hause geblieben und lassen schönstens grüßen“,
meinte, Sassafras sei ein komischer Theaterheld. Ich
warf ein, daß dem Sinne der Briefe gemäß Sassafras
ein Medikament bedeute, das bei der Behandlung gewisser Krankheiten verwendet werde. — Damit wurde
die Sache fallen gelassen. — Wie staunte ich einige
Zeit darauf im Goethe-Jahrbuch eine Auslassung Erich
Schmidts zu lesen, der unter Zustimmung zu meiner
Auffassung der Bedeutung des Sassafras eine Übersicht
über die Theaterfigur Sassafras in der Literatur gab. —
Damit war die Sache in die breite Öffentlichkeit gebracht, und ich fühlte mich gedrängt, einzugreifen.
Ich behandelte die Angelegenheit als eine medizinische
und legte die Gründe zu meiner Auffassung über die

Natur der Erkrankung des jungen Goethe in der weitverbreiteten Münchener Medizinischen Wochenschrift dar. — Seitdem bis in diese schweren Kriegszeiten herrscht Gezeter gegen mich in allen Tonarten energischer Zurückweisung bis zur groben Unart; macht sich aber auch für mich freundliches Zunicken bis zu voller Zustimmung: „wußte ich's nicht längst?" geltend. Demgegenüber fühle ich mich verpflichtet, die Sache, die in voller Öffentlichkeit bereits in der Unterhaltungslektüre von Romanen und Novellen als interessanter Stoff ihr Unwesen treibt, auf ihrem ursprünglichen Boden zu fixieren und bei der gegenwärtigen Untunlichkeit, Unterkunft in einem medizinischen Journal zu finden, sie in diesem Buche mittels neuerworbener Kenntnisse gründlich zu beleuchten. — Ich fasse sie in einen größeren, meine Allotria als scheinbar disparate Gegenstände umgreifenden Rahmen. Der ernste Leser wird mühelos den bedeutsamen Grundgedanken, der das Ganze trägt, erkennen. Mich begleiten beim Werke helfend und schützend die teuersten mit Geist und Herz des deutschen Wesens eng verknüpften Namen Mozart und Schiller. Nicht in der bunten Reihe der gutgläubig aber irrig empfohlenen „Erzieher des deutschen Volkes", sind sie doch seit ihren Lebenstagen bis in unsere Zeit unbestritten unsere Lehrer, Freunde, Helfer in Freud und Leid, im Frieden wie im Kriege gewesen. Das bezeugen aller Welt zwei Festtage, wie sie die Menschheit noch nicht gesehen hat: der 27. Januar 1856 und der 10. November 1859. In dieser Erinne-

rung pocht und glüht mein altes Herz, und Dir, lieber
Kollege, wird es beim Lesen, wie ich Dich kenne, nicht
anders zumute sein; — dies ist der Sinn meiner
Widmung. —

In herzlicher Verehrung
Dein getreuer
Wilhelm Alexander Freund.

Inhalt.

Einleitung.

Der Beginn jedes Fortschritts ist der Zweifel an der Wahrheit und Verlaßbarkeit des Bestehenden. In meinen Sternen steht geschrieben, daß ich kein Urteil und keine Lehre ungeprüft als dauernden Besitz in meinen Geist aufzunehmen imstande sein soll. „Könnte es nicht auch anders sein?" ist stets die erste Frage, die ich an neue Behauptungen in jedem Gebiete der Kunst, der Wissenschaft und der Politik richten mußte. Ich mußte meinem angeborenen Triebe folgen, und seine Betätigung machte mich glücklich, frei und allezeit angeregt zu interessanter Arbeit nach der meiner Natur adäquaten Norm. Daher kommt es, daß meine Arbeiten von vornherein einen gewissen revolutionären Charakter hatten, und daß die führenden wissenschaftlichen, politischen und Künstlerkreise sofort zur Gegenwehr auf den Kampfplatz riefen. Nichts erregt und erbittert die Menschen so tief, als Störung in behaglich sicher geglaubtem Besitze materieller und geistiger Güter. Der Mensch in der Gesellschaft findet der notwendigen Arbeit zur Erhaltung und Vermehrung der Lebensgüter genug und scheut nichts so sehr, als den Zwang zur Übernahme neuer, mit den bisherigen Methoden nicht zu lösender Aufgaben. — Allen voran ziehen die Alten auf den Kampfplatz. Sie erkennen, daß es sich für sie um Sein und Nichtsein handelt. Es ist traurig und für den Fortschritt der Kultur verhängnisvoll, daß gerade das etwa mit dem 60. Lebensjahre beginnende, an Rezeptivität erlahmende Alter zur Entscheidung über Alt und Neu herangezogen wird, und daß auch die Mehrzahl der Jüngeren vermöge konventioneller Überschätzung der Altersweisheit[1]) an den alten überlebten Satzungen in Kunst, Wissenschaft und Politik festgehalten wird. So kommt es, daß der arge Neuerer von vornherein meistens allein vor seinem Werke steht und den ungleichen Kampf aufzunehmen gezwungen ist, der dann in den meisten Fällen zum kläglichen Ende führt. Keine wichtige Neuerung in den großen Gebieten menschlicher Arbeit ist ohne schweren, oft aufreibenden Kampf zum Siege gelangt, glücklich, wer von seiner Sache fest überzeugt endlich auch andere überzeugt und Kampfgenossen findet, die ihm das Glück verschaffen, die Frucht seiner Arbeit noch während seines Lebens reifen zu sehen. Man sollte erwarten, daß die

---

[1]) Ich halte von der sogenannten Altersweisheit nur soviel, als Vorsicht, ängstliche Deckung, schlaues Abwarten auf dem Lebensmarkte wert ist. Wohl gibt es Zeiten und Situationen im Leben des Einzelnen, wie eines ganzen Volkes, wo diese Altersweisheit am Platze ist, nützt und schützt. Gefördert hat sie die Menschheit in ihren besten Gütern in Kunst und Wissenschaft niemals. Vgl. hierzu Seite 144 und 145 meines Buches „Leben und Arbeit", 1913. Verlag Julius Springer.

Welt nach Tausenden von Jahren durch solche Erfahrungen auf allen Gebieten der Arbeit sich von der hemmenden Gewalt der geschilderten Umstände befreien, und daß damit ein schnellerer Kulturfortschritt ermöglicht werden könnte. Nein! es scheint ein Erbfluch auf der Menschheit zu lasten, der die mühselige Fahrt auf dem Kulturwagen nur mit streng angezogener Bremse gestattet. Bei solcher Gesinnung wird der in und mit der Welt lebende Mann auf Schritt und Tritt Vorgänge antreffen, die ihm mißfallen und zur Beseitigung anreizen. Wie soll nach diesen Erfahrungen der Mann, um seine von dem allgemeinen Urteile abweichenden Absichten zur Verbesserung bestehender Schäden durchzusetzen, verfahren? Er muß wissen, daß er schweren Kämpfen entgegengeht. Hat er seine Werke nach dem besten Wissen und Können vollendet, so laß er sich zunächst in dem eigenen Genusse seiner Schöpfungen nicht durch übergroße Empfindlichkeit gegen abweichende Urteile beirren. Er sehe sich seine Kritiker genau an. Neben gewissenhaften, reifen wissenschaftlichen Kritikern wird er nicht selten gewissenlose Leute antreffen, die — ich habe es sattsam erfahren — ein Werk schlecht machen, ohne es gelesen zu haben. Zur Verhütung schwerer Depression wegen solcher Erfahrungen habe ich in meinem Werke „Leben und Arbeit" Seite 148 flg. folgende Vorschläge gemacht. Ich habe niemals behufs Abwehr solch gewissenloser Kritiker zur Feder gegriffen. Niemals habe ich meine Vaterschaft an Werken, wenn sie mir gefreibeutert wurden, ver-

fochten. Wahrlich, die Musen nehmen jeden auf, der
das Zeug zum Zeugen hat. Man hat wohl Freude an
der Frucht als volles Zeugnis seiner Fruchtbarkeit,
aber damit basta. Geh hinaus, Kind der freien Liebe,
nimm dir deinen Platz in der Gesellschaft, den du zu
erwerben vermagst. So ist es gewesen, so ist es noch
und so wird es sein. Die größten besten Taten des
Geistes stehen namenlos da, als hätte die Natur sie
erzeugt. Und verhält sich nicht die Sache im Grunde
genommen tatsächlich so? Die wahrhaft großen fort-
schrittlichen Leistungen in Wissenschaft, Kunst und
Politik sind ursprünglich nicht das eigenste Verdienst
einzelner Genies; die dämonische Natur des Ganzen
eines Volkes arbeitet an der Lösung seiner Lebens-
fragen, hegt, nährt und reift die Frucht der Arbeit;
das Genie sammelt, belebt, ordnet die Errungenschaften
einzelner zum organisch gegliederten Ganzen, schmückt
es und bringt es der Masse als herrliches Geschenk zur
Förderung der Kultur und zum edlen Genusse dar.
Das Genie erschafft nicht, es wird erschaffen. Das
Genie leitet nicht, es wird geleitet. Wo wirklich einmal
ein Genie wie ein Wunder die träge Masse eines un-
fruchtbaren Volkes mit sich zu großen Taten fort-
gerissen hatte, da war die Frucht seiner Anstrengung
hohl, taub, ephemer, wie Thebens Erhebung durch
Epaminondas.

Hiernach schätze ich den Anspruch auf zeitigen
und über den Tod hinaus wirkenden Ruhm des einzelnen Mannes, der in der Arbeit für allgemeines Wohl

nicht gerade das Allerhöchste leistet, sehr niedrig ein
und gebe zu bedenken, daß die schwerarbeitende Menschheit Besseres und Dringenderes zu tun hat, als Heroen-
statuen zur allgemeinen abgöttischen Anbetung, wie sie
Carlyle predigt, aufzurichten. Carlyle ruiniert mittelst
falscher täuschender Übermalung das wahre Bild be-
deutender Männer und verwirrt durch maßlose Über-
treibung ihrer Leistungen auf der einen und ungerechte
Erniedrigung ihrer Vor- und Mitarbeiter auf der andern
Seite das richtige Verhältnis großer Männer zu der Mitwelt. Die Hauptsätze der Carlyleschen Lehre sind folgende: „Zu allen Zeiten der Weltgeschichte können wir finden,
daß der große Mensch der unentbehrliche Retter seiner
Zeit gewesen ist. Die Geschichte der Welt ist die Lebens-
geschichte großer Männer. — Daß der Mensch in einem
oder anderem Sinne Helden anbetet, daß wir alle großen
Menschen verehren und stets verehren müssen, das ist
für mich der lebendige Fels mitten unter allen Ein-
stürzen (ungeheuerliche Übersetzung!), der eine feste
Punkt in der revolutionären Geschichte der Neuzeit. Jede
neue Meinung befindet sich bei ihrem ersten Auftreten
in einer Minorität von 1. In einem einzigen Menschen-
kopfe allein, nur da ist sie vorerst von der ganzen Welt,
glaubt sie ein einziger — hier heißt es einer gegen alle."

Diese Sätze stehen in den sechs Vorlesungen von
Thomas Carlyle „Über Helden, Heldenverehrung und
das Heldentümliche in der Geschichte"; nach Übersetzung von J. Neuberg, Deutsche Bibliothek auf den
Seiten 14, 17, 33, 70 und 114.

An andern Stellen versichert Carlyle, daß die Vorsehung die großen Männer zur richtigen Zeit sende. „Wie Dante in unsere Welt gesandt war, um die Religion des Mittelalters, die Religion Neu-Europas, dessen inneres Leben musikalisch (?) zu verkörpern, so dürfen wir sagen, verkörpert Shakespeare für uns das äußere Leben unseres Europas usw."

Freilich versäumt die Vorsehung manchmal ihre Pflicht. „Wir haben Zeiten gekannt, die laut genug nach ihrem großen Manne riefen, aber ihn nicht fanden, als sie riefen; er war nicht da, die Vorsehung hatte ihn nicht gesandt usw."

Es wäre schlecht um die Entwicklung des Menschengeschlechtes zu höherer Kulturstufe bestellt[1]), wenn sie auf die doch immer begrenzte Kraft eines einzelnen Menschenkindes angewiesen wäre, die die

---

[1]) Es ist nicht immer ungefährlich, den Heroen im Leben zu begegnen. Welche Trauerspiele spielen sich im Leben hingebender Heroenanbeter ab. Welches Elend haben Eckermann und seine Braut, die klarer urteilte als er, im Dienste seines Abgottes erlebt. (Vgl. aus Goethes Lebenskreise von J. P. Eckermanns Nachlaß, herausgegeben von F. Tewes, Berlin 1905.) Immerhin ist hier dem Anbeter idealer Lohn geworden. — Dafür, daß Heroen um ganz realer Vorteile willen sich göttliche Verehrung gefallen lassen, steht bei Lukian ein ergötzliches Beispiel. Im 14. Totengespräche (Teil 2, Seite 245f. der Wielandschen Übersetzung) antwortet Alexander seinem Vater, der in seiner Vaterwürde gekränkt, ihm vorwirft, er lasse sich von betrügerischen Pfaffen als Sohn des Gottes Ammon anbeten: ich lasse mir das Orakel gefallen, weil es mir im Kampfe gegen barbarische Völker sehr vorteilhaft gewesen ist.

Vorsehung zur richtigen Zeit oder zur unrichtigen Zeit sendet. Es ist falsch, daß die Weltgeschichte die Biographie großer Männer bedeute. Es ist nicht wahr, daß neue Gedanken immer aus dem Gehirn einzelner hervorwachsen. Moses, Christus, Mohammed, Luther, Cromwell, Napoleon, Bismarck sind im wahren Sinne des Wortes Kinder und Erben ihrer Ahnen. Sorgfältiges, vorurteilsfreies Studium der großen Pfadfinderleistungen in Wissenschaft, Kunst und Politik bezeugt unumstößlich, daß, wie oben ausgeführt, das lebendige Saatkorn jeder Großtat als uraltes Erbgut ungezählter Generationen von dem ewigen Mutterboden der Volksseele bewahrt, von der Arbeit der zeitgenössischen Menschheit genährt und gepflegt, von Berufenen erkannt, von Auserwählten geerntet und geschmückt dargestellt der beglückten Welt zu Nutz und Frommen und edlem Spiel dargebracht wird. Wohl gebührt dem glücklichen Letzten der Dank der beglückten Menschheit; sie muß aber gerechterweise diesen Dank an mehrere zollen, denn die geschilderte Genese großer Taten und die überzeugende Erfahrung der Geschichte machen es sicher, daß jede Entdeckung und jede Erfindung von großer Bedeutung dem Kopfe vieler einzelner entspringt[1]). Daraus erklärt sich die unliebsame Beobachtung, daß jede neue Großtat in Wissenschaft und Technik das leidige Schauspiel des Zankes um den Ruhm der Priorität aufrollt. Dieser Streit, ebenso un-

---

[1]) Ausnahmen erwiesen sich einer gründlichen voraussetzungslosen Prüfung als irrtümlich.

logisch wie in gutem Glauben, wird verbittert geführt. Beispiele dieser Erfahrungen sind sehr häufig. Berühmt ist der Nachweis, daß die Differentialrechnung gleichzeitig von Leibniz und von Newton erfunden worden ist. Die neuesten historischen Forschungen haben aber erwiesen, daß dem verlockenden Zauber der Priorität auch Forscher von der Größe von Leibniz bis zur Ungeheuerlichkeit erliegen können. Leibniz hat die Jahreszahl seiner entscheidenden Abhandlung 1675 zum Vorteil seiner Priorität durch Radierung des oberen Zuges der 5 geändert und dafür mit schwärzerer Tinte den oberen Bogen einer 3 gesetzt. Dieser Aufwand von moralischen Unkosten war unnötig, denn es hat sich herausgestellt, daß die Abhandlung von 1675 seine Priorität zweifellos festgestellt hatte. Übrigens waren Leibniz und Newton erst die Vollender einer Erfindung, deren Ursprung sich über die großen Forscher Kepler, Fermat, Pascal, Cavalieri, ja bis auf Heraklit zurückführen läßt.

Eugen Netto teilt mir mit, daß Gauß, Jacobi und Abel in den Erfindungsruhm der Theorie der elliptischen Funktionen sich zu teilen haben. Jeder dieser drei Großen hat von sich aus einen Vorstoß in dem Bereich 'der Erfindung gemacht, jeder mit enormem Erfolge.

Hier führe ich noch als berühmtes Beispiel die grundlegende Entdeckung des Sauerstoffs durch Lavoisier und Pristley an, in unserer Zeit die Entdeckung des Gesetzes der Erhaltung der Kraft durch Robert

Mayer, Helmholtz und Joule. Zum Schlusse noch ein Beispiel, welch' lächerliche Blüten der Prioritätsstreit treiben kann. Ein Gynäkologe hat eine neue Operation am 1. Mai zum ersten Male ausgeführt, aber erst nach der Publikation der gleichen Operation, die ein anderer am 2. Mai gemacht hatte, veröffentlicht. Darob großes Hallo über die Priorität der übrigens unbedeutenden Operation in der medizinischen Presse Nordamerikas und Europas. An diese Erfahrung der gleichzeitigen Entdeckung bedeutsamer wissenschaftlicher Tatsachen und Gesetze schließt sich die sehr interessante Beobachtung des zeitlich-etappenweisen Reifens solch neuer wissenschaftlicher Erkenntnisse in den Köpfen einzelner an. Solche überraschenden Emanationen des geistigen Schaffens erscheinen auf den ersten Blick zusammenhanglos mit dem gegenwärtigen Stande der Wissenschaft; erst spätere vertiefte Einsicht läßt den organischen Zusammenschluß der einzelnen Phasen der Erkenntnis zu einem organischen Ganzen erkennen. Jakob Henle erklärt auf Grund von Beobachtungen das Wesen der Infektionskrankheiten als Reaktion auf den von pflanzlichen und tierischen Lebewesen ausgehenden Reiz. Die Resultate der einander folgenden Beobachtungen von Villemin, Cohnheim und Robert Koch stabilieren die moderne Infektionslehre zunächst für die Tuberkulose. Der in der Reihe der Mitarbeiter zuletzt Kommende wird als Vollender des imponierenden Neubaues der Wissenschaft gefeiert. — Selbst erlebt habe ich, daß meine Entdeckung der Stenose

der oberen Brustapertur als mechanische Disposition
zur chronischen tuberkulösen Lungenspitzenphthise
nach 50jährigem Schlafe der Vergessenheit erweckt,
erweitert und bewiesen wird durch die aufeinander
folgenden durchaus unabhängig voneinander aus-
geführten Arbeiten von Birch-Hirschfeld, Schmorl,
C. Hart und Bacmeister. — Wenn ich nicht irre, befinden wir uns mitten in dem etappenweisen Ent-
wicklungsgange der Arbeit an dem großen physikali-
schen Problem der strahlenden Materie, getragen von
den vielversprechenden und hoch bedeutsamen Arbeiten von Curie, Roentgen und Becquerel. — Am
Schlusse dieses gegen die Carlylesche Lehre gerichteten
Gedankenganges wage ich zu fragen: ist das völlig
isolierte Aufkommen und isoliert Bleibende einer neuen
Idee in einem einzelnen Kopfe am Ende das sichere
Zeichen von Unfruchtbarkeit oder gar von Schädlich-
keit? Die Tiefe und Dauer des Schlafens meiner Thorax-
arbeiten hätte diese Befürchtung wohl aufkommen
lassen können.

Welche Nutzanwendung kann ein junger Mann, der
sich zu Originalleistungen befähigt fühlt, aus solchen
Erfahrungen für die Behandlung und Verbreitung seiner
Arbeiten ziehen? Obenan steht die Forderung, daß er
seine Arbeit streng sachlich ohne Rücksicht auf Lob
und Tadel nach bestem Wissen und Können vollenden
und dem Inhalt angemessen schlicht und klar vortragen muß. Fürchtet der unerfahrene Widerstands-
Schwächling Ungemach oder Gefahr in irgendeiner

Gestalt von der Publikation seines Werkes, so darf er
ohne Schaden an seinem Rufe seine ernste Sache in
einer täuschenden Verkleidung, die ihre Verbreitung
zu fördern geeignet ist, oder anonym vortragen.

Für die Wirksamkeit solchen Beginnens haben wir
aus allen Zeiten von Beginn jeder Kultur an zahlreiche
und überzeugende Beispiele. Äsop, Rabelais, Cer-
vantes, Fischart, Swift, Lesage, die Dichter des Till
Eulenspiegel, des Reinicke Fuchs, Morus, Haller,
Coster und der Meister in diesem Beginnen, Voltaire,
haben ihre Kritiken der politischen, religiösen, ästhe-
tischen Zustände ihrer Zeit in die Vergangenheit oder
Zukunft, in fremde Länder und Völker, ins Tierreich[1]),
ins Pflanzen-, ja Mineralreich (Scheffel), in den Himmel
oder in die Hölle, endlich gar ins Totenreich versetzt,
oder sie haben die Eselshaut angezogen. Damit ist es
ihnen gelungen, ihre zum Teil sehr herben Kritiken

---

[1]) In dem Streit zwischen Friedrich und seinem sächsi-
schen Kurfürsten schreibt Lessing (Preuß. Jahrbuch 1916,
Heft 3): „ich will unterdes mit äsopischer Schüchternheit,
ein Freund der Tiere, stillere Weisheit lehren. Ein Märchen
vom blutigen Tiger (Friedrich), der, als der sorglose Hirte
mit Chloris und dem Echo scherzte, die arme Herde würgte
und zerstreute. Unglücklicher Hirte, wann wirst du die zer-
streuten Lämmer wieder versammeln? Wie rufen sie so ängst-
lich im Dornengehecke nach dir." Ein zweites Beispiel:
„Adler und Taube". Ich bin tiefkrank, sagt der Adler; die
Ursache — trotzdem ich mir nichts Besonderes vorzuwerfen
habe — muß ich verschweigen. Da kommt die fromme, schöne
Seele als Taube und quält mich mit schalem Trost. O!
Fräulein von Plettenberg.

und Vorschläge zur Besserung in scheinbar harmlosen Verkleidungen in Kopf und Herz des Volkes zu bringen.

Ich habe die Absicht, Mißstände in dem Leben großer Künstler und Forscher, deren traurige Folgen zum Himmel schreien, beim rechten Namen zu nennen, wahrheitsgetreu zu beschreiben und Mittel, sie wirksam zu bekämpfen, anzugeben. Die Menschheit sollte nicht fürder ihre Zierden und Wohltäter, die Förderer ihres geistigen und leiblichen Wohles verhungern und nach dem Tode pietätlos verscharren lassen.' Fände ich doch den richtigen Ton und rüstige Helfer.

In dieser Absicht habe ich das folgende Todtengespräch erfunden, in welchem sich Mozart und Schiller über das Verhältnis von Poesie zur Musik in Drama und Oper unterhalten. Momus tritt hinzu, unterbricht ihr Gespräch, weist sie auf ihr Lebenselend mit Hunger und Krankheit und ihre Mißachtung im Tode energisch hin und beteiligt sich am Schlusse an der Diskussion zur Abstellung der Widerwärtigkeiten in dem ihm eigentümlichen satirischen Tone. — Wenn der Leser am Schlusse meiner Abhandlung diese meine Absicht nicht klar erkennen sollte, dann hätte ich meine Sache schlecht gemacht.

Erster Teil.

Voran drei Fragen: warum Gespräch in der Unterwelt? Weil im Reiche der Todten innere und äußere Ruhe, Freiheit vom Zwange des Ansehens, des Ruhmes und volle Wahrheit herrscht. Das ist das Land, in dem Naturen wie Mozart und Schiller sich wie in ihrer wahren Heimat glücklich fühlen.

Warum Momus? Weil der vaterlose Sprößling der Nacht das Leben und Treiben der Götter und der Menschen rücksichtslos am liebsten mit Spott und Hohn beim rechten Namen nennt. In einer Götterversammlung, in der über eingeschlichene, unwürdige Mitesser an der Göttertafel beschlossen werden soll, versichert er sich bei Jupiter der Straflosigkeit seiner Anklagen und Darstellungen. „Ich ersuche dich um die Erlaubnis mit voller Freiheit zu reden, und ich muß es tun, weil das gegen mich gefaßte Vorurteil dir wohl bekannt ist. Jedermann weiß, daß ich kein Blatt vor den Mund zu nehmen pflege und nichts ungeahndet lasse, was nicht so ist, wie es sein sollte. Ich gestehe keiner Person noch Sache ein Privilegium gegen die schärfste Beurteilung zu und sage meine Meinung ohne Scheu und ohne Ansehen der Person. Es ist also ganz natürlich, daß ich bei den meisten für ein Wesen von beschwerlicher Laune und bösem Herzen passiere und

den Übernamen Allerweltstadler bekommen habe."[1]) So
ist denn dieser Momus Bruder, Vater und Sohn des Kain,
Satan des Hiob, Eblis des Koran und der Teufel des Faust.

Warum Mozart und Schiller? Weil das, dessen ich
die Menschheit zu zeihen und dessen ich sie zu überzeugen habe, durch diese zwei großen Künstler und
herrlichen Menschen offenbar und eindringlich getragen
wird. Sie sind im festen Glauben an die Wahrhaftig-
keit ihrer Überzeugung und die Wahrheit ihrer Werke
durch ihre in rauhem Elende verkürzte Lebenszeit hin-
durch die edelsten Repräsentanten echten Künstler-
tums und tüchtiger verlaßbarer Männlichkeit. Schiller
durfte seinem Freunde Körner schreiben (Jena, den
12. September 1794): „Dein Brief hat mir große Freude
gemacht, weil er mir bestätigt, wie gut wir einander
verstehen und wie notwendig wir uns sind. Nein, Dir
kann es ebensowenig wie mir begegnen, daß heterogener
Einfluß von außen die reine Form Deines Wesens ver-
derbt; denn unserer beider Seelen hat ein Vermögen,
sich keusch zu wahren, allen fremden Stoff auszuwerfen
und über jede unheilige Berührung zu siegen." — Und
Goethe darf aus vollem Herzen von Schiller sagen
(Epilog zu Schillers Glocke):

„Indessen schritt sein Geist gewaltig fort
Ins Ewige des Wahren, Guten, Schönen;
Und hinter ihm in wesenlosem Scheine
Lag, was uns alle bändigt, das Gemeine."

---

[1]) Lukian in der Wielandschen Übersetzung Band 2,
Seite 122—123.

Ganz in demselben Sinn und Ton darf der schärfste Sittenrichter Otto Jahn von Mozart reden.

„Schauen[1]) wir mit Bewunderung und Verehrung zu dem großen Künstler auf, so ruht unser Blick mit immer gleicher Teilnahme und Liebe auf dem edlen Menschen. Wohl erkennen wir in seinem Lebensgang, der klar und offen vor uns liegt, die Fügung, die ihn auf diesem Wege sein Ziel erreichen ließ, und hat ihn auch des Lebens Not und Jammer gedrückt, so ist ihm die höchste Freude, welche dem Sterblichen vergönnt ist, die Freude am glücklichen Schaffen im vollsten Maße beschieden gewesen.‟

Mozart: Nun lieber Schiller, wollen wir nicht unser neuliches Gespräch über Drama und Oper fortsetzen? Es ist in Erinnerung an unser Erdenleben doch eine wahre Lust, hier einmal ein Stündchen ungestört von keinem Erdenleid gedrückt, plaudern zu können. Das Todtenreich soll leben. Es gehört die ganze Borniertheit des großmächtigen Achill dazu, sich nach dem Erdenleben zurückzusehnen und wäre es als Knecht eines mäßig wohlhabenden Landmannes.

Schiller: Ganz einverstanden, auch ich genieße hier die gleichmäßige, milde Temperatur, das ruhigsanfte Licht, das mattgoldige Grün der Asphodeloswiese mit doppeltem Behagen und recke und strecke meine Glieder in wahrer Herzenslust, wenn ich an das Winterelend der Erde denke, das die armen Erdenkinder gerade jetzt bedrängt und ängstigt.

---

[1]) Schluß des 4. Bandes der großen Mozartbiographie.

Mozart: Mich drängt es ganz besonders stark zur Fortsetzung unseres Gespräches, weil mir soeben unser wackerer Freund Zelter mitgeteilt hat, daß der Gegenstand unserer Diskussion von dir und Goethe seit Anbeginn euerer Freundschaft sehr häufig in Gesprächen und in Briefen eifrig behandelt worden sei. Er hat mir auch den Inhalt von zwei Briefen mitgeteilt, der mich in Unruhe und Erstaunen gesetzt hat. Ich habe den Inhalt des Briefwechsels fest im Gedächtnis und möchte dich bitten, mir über einige Zweifel und über mein Erstaunen darüber hinwegzuhelfen.

Schiller: Ich weiß wohl, daß ich die Sache mit Goethe sehr fleißig besprochen habe. Gerade diese zwei in Krankheit und im Andrange vieler Geschäfte geschriebenen Briefe sind mir nicht mehr genau im Gedächtnis. Ich bitte dich, mir ihren Inhalt mitzuteilen.

Mozart: Du beklagst mit Goethe das geringe Interesse des Publikums am ernsten Drama und fährst wörtlich fort: „Wenn das Drama wirklich durch einen so schlechten Hang des Zeitalters in Schutz genommen wird, wie ich nicht zweifele, so müßte man die Reform beim Drama anfangen und durch Verdrängung der gemeinen Naturnachahmung der Kunst Luft und Licht verschaffen. Und dies, deucht mir, möchte unter anderem am besten durch Einführung symbolischer Behelfe geschehen, die in alledem, was nicht zu der wahren Kunstwelt des Poeten gehört, und also nicht dargestellt, sondern bloß bedeutet werden soll, die Stelle des Gegenstandes verraten. Ich habe mir diesen Begriff vom Symbolischen in der Poesie noch nicht recht entwickeln können, aber es scheint mir viel darin zu liegen. Würde der Gebrauch desselben bestimmt, so müßte die natürliche Folge sein, daß die Poesie sich vereinigte, ihre Welt enger und bedeutungsvoller zusammenzöge und innerhalb derselben desto wirksamer würde. Ich hatte immer ein gewisses Vertrauen zur Oper, daß aus ihr wie aus den Chören des alten Bacchusfestes das Trauerspiel in einer edlen Gestalt sich loswickeln sollte. In der Oper erläßt man wirklich jene servile Naturnachahmung, und obgleich nur unter dem Namen von Indulgenz könnte sich auf diesem Wege das Ideal auf das Theater stehlen. Die Oper stimmt durch ihre Hoheit der Musik und durch eine feierliche harmonische Neigung der Sinnlichkeit zu einer schöneren Empfängnis; hier ist wirklich auch im Pathos selbst ein freieres Spiel, weil die Musik es begleitet, und das Wunderbare, welches hier einmal geduldet wird, müßte notwendig gegen den Stoff gleichgültiger machen." Goethe nun antwortet dir mit folgenden Worten: ,,Ihre Hoffnung, die Sie von der Oper hatten, würden Sie neulich im Don Juan auf einen hohen Grad erfüllt gesehen haben; dafür steht aber auch dieses Stück ganz isoliert, und durch Mozarts Tod ist alle Aussicht auf etwas Ähnliches vereitelt."

Schiller: Ganz richtig; aber was an diesem Briefwechsel macht dir Unruhe und setzt dich in Erstaunen?

Mozart: Nimm es mir nicht übel, euere Unsicherheit in der Beurteilung der Grundlagen für den Aufbau euerer großen Dichtungen ist mir erstaunlich.

Schiller: Bist du über diese Bedingungen und Arbeitsprinzipien in deiner Kunst besser bestellt?

Mozart: Ja, ich glaube es.

Schiller: Ich bin höchst begierig, deine Auseinandersetzung über diese wichtigen Dinge zu hören.

Mozart: Nun zunächst muß ich den Grund meines Erstaunens näher darlegen. Du beklagst den dermaligen schlechten naturalistischen Geschmack des Publikums. Ich kann mir nicht klar vorstellen, wie das Symbolische, dessen Begriff in der Poesie du dir noch nicht recht hast entwickeln können, als Notbehelf durch Verdrängung der gemeinen Naturnachahmung der Kunst Luft und Licht verschaffen könnte. Ich bilde mir nun ein, da du und Goethe mich mit meinem Don Juan zur Beteiligung an der Heilung gewisser Schäden und Mißstände im Drama und seine Einwirkung auf das Publikum herangezogen habt, daß mir und euch ein Gespräch über diese wichtigen Gegenstände erwünscht und förderlich sein dürfte und unsere Begriffe vom Wesen des Dramas und der Oper klärend befestigen könnte.

Schiller: Ganz meine Meinung. Es ist nun an dir, und ich bitte dich dringend darum, mir deine durch reichliche und erfolgreiche Erfahrung begründete Meinung über das Wesen und die Behandlung der Oper zu entwickeln und auf Grund dieser Darlegung zu zeigen, ob meine Hoffnung auf Mitwirkung der Oper zur Heilung unserer dramatischen Nöte gerechtfertigt ist. Ich weiß ja, daß die hier behandelten Dinge auch bei euch Musikern jetzt nicht klipp und klar liegen. Wir brauchten ja nur Richard Wagner herbeizuholen, wenn es sich mit ihm ruhig diskutieren ließe. Der alte Streit hie Gluck hie Piccini, hier Mozart und hier Winter lebt wieder auf.

Mozart: Ich bin bereit und beginne; aber verzeih, Schiller, sieh doch einmal nach rechts, der zottelbärtige, spitzohrige, schlitzäugige, gehörnte, kuriose Kerl dort umkreist uns hinkend schon seit einer Viertelstunde, legt seinen Kopf bald links, bald rechts, hält den langen dünnen Zeigefinger bald gerade aufrecht, bald wagerecht ausgestreckt, wie ein Bildhauer oder Maler, der einen Menschen porträtieren will, und äugt geflissentlich nach unseren Köpfen. Sieh, wie der Kerl jetzt höhnisch lächelt, den Kopf schüttelt, das Maul aufreißt und die langen Eckzähne zeigt. Was will der Kerl von uns. Mich stört er, ich habe den Faden unseres Gespräches verloren.

Schiller: Ich kenne diese Gestalt gut, sie repräsentiert die Kraft der Negation, die von Beginn aller Kultur beigegeben ist. Sie ist die Schlange des Paradieses, nicht so böse als Mephisto, nicht so verächtlich dumm wie der christliche Teufel. Er verunglimpft alles Gute und Tüchtige und fördert es nicht durch eigenes positives Schaffen, sondern durch Drangsalierung und Anstachelung der Menschenkraft mit Hinweis auf die geringe Wichtigkeit ihrer Werke. Sie ist allem Großen und Idealen, allem für die Menschen Vollkommenen von vornherein feindlich gesinnt. Spott und Hohn und scharf urteilender, von Wohlwollen unbeirrter Verstand sind seine Waffen, mit denen er dem ehrlich Widerstrebenden das Leben sehr sauer zu machen vermag. Dieser Patron hier ist der griechische Teufel, Vater unbekannt, von der Mutter Nacht geboren. Ich bin begierig, was er uns am Zeuge flicken will. Beachte ihn nicht, er ist ungefährlich und fahre du in deinem Exkurse ruhig fort. Er wird sich endlich auch an uns heranmachen.

Mozart: Meinetwegen. Jetzt, da ich durch dich Bescheid von dem Kerl weiß, geniert er mich nicht mehr. Ich fahre fort: auf dem Verhältnis der Musik zum Texte der Oper beruht der Lebensnerv meines Schaffens. Ich vermochte nichts, kein Lied, keine Sonate, keine Sinfonie ohne den Herzschlag des dramatischen Lebens zu schaffen.

Schiller: Wie ist das zu verstehen?

Mozart: Ich kann dich zur Klärung deines Urteils auf das kleine Lied vom Veilchen verweisen.

Schiller (unterbrechend): Vom Goetheschen Veilchen?

Mozart: Von eben dem.

Schiller: Merkwürdig!

Mozart: Aber was verwundert dich am Liede vom Veilchen?

Schiller: Weil ich es für meine Zwecke umgestaltet in Kabale und Liebe aufgenommen habe. Louise Miller möchte ihre Jugendblüte als ein armes Veilchen vom Geliebten zertreten und vernichten lassen, wenn es ihm beliebt.

Mozart: Goethe hat das Lied in lyrisch-dramatischer Fassung gedichtet. Ich habe es mit echt dramatischem Leben zu einer wahren Szene ausgestaltet. Wie hoch oder gering deine musikalische Anlage sein mag, ich getraue mir, dir meinen Ausspruch von dem dramatischen Leben meiner Werke in jeder meiner Kompositionen als treffend nachzuweisen. Das ist die Wurzel meiner musikalischen Kraft. Ein einziges Mal hat sie versagt und das gerade in der Oper. Titus herrlich als Herrscher, traurig für die Oper, dieser leidenschaftslose Mann. Das Wesentliche meiner Meinung von dem Verhältnis der Musik zum Operntexte habe ich bei der Beurteilung der Dichtung von Stephani zur Entführung aus dem Serail kurz ausgedrückt: in der Oper soll die Poesie der Musik gehorsame Tochter sein. Ich verlange einen leidenschaftlich bewegten Stoff mit guter Diktion in schönen Versen aufs Notwendigste beschränkt und zusammengedrängt ohne weitläufige Motivierung und langatmige Ausmalung von Charakteren. Alle diese Seiten eines Dramas werden von der Musik mit ihren eigenen Mitteln nur leicht gestreift. Macht sie der Operndichter zu seinem Hauptpart, so diktiert er der Musik eine fast unlösbare Aufgabe und schädigt ihn in der Betätigung seiner

eigentlichen Kraft. Der Zuhörer hört in solchen miß-
geborenen Opern bald nur die Verse und ist am Ende
poesiemüde und musikarm. Begreiflicherweise bedingt
die Erfüllung dieser Grundsätze eine Einschränkung
des Operntextes auf das äußerste. Die besten Operntexte haben einen sehr geringen Umfang. Ein Beispiel
dieser Schädigung aus meiner Erfahrung wird dir die
Sache klar machen. Ich habe wie ihr Dichter, Geister,
Gespenster, Orakelstimmen auf die Bühne gebracht.
Am bekanntesten wird dir die Kirchhofsszene im Don
Juan sein. Was habe ich nicht mit meinen Dichtern
für Schwierigkeiten gehabt, um sie zur äußersten Kürze
für solche Szenen zu bringen. Gleich bei meiner ersten
großen Oper Idomeneo habe ich wahre Not ausgestan-
den mit der Komposition der unterirdischen Orakel-
stimme. Wohl zehnmal habe ich den langen Schwulst
des Textes komponiert (drei Kompositionen sind in der
Originalpartitur abgedruckt). Endlich wurde mir der
Grund meiner Unbefriedigung klar. Varesco hatte eine
lange nach motivierter Darlegung des Sinnes und des
Inhalts ausgestattete Rede gedichtet. Endlich zur
Klarheit meiner Schwierigkeit gelangt, strich ich eigen-
mächtig diese lange Tirade und komponierte mit bestem
Erfolge den aufs Notwendigste verkürzten Text. Ich
habe diese Gelegenheit weiter ausgenutzt zu einer
Kritik der Dramen mit Gespensterszenen. Ich habe
mich in dieser Angelegenheit kritisch an Shakespeare
gewandt und folgende Bemerkungen an meinen Vater
geschrieben. Ich bin begierig, dein Urteil darüber zu

hören. Mein Brief lautet: „Finden Sie nicht, daß die Rede von der unterirdischen Stimme zu lang ist? Überlegen Sie es recht. Stellen Sie sich das Theater vor, die Stimme muß schreckbar sein, sie muß eindringen, man muß glauben, es sei wirklich so, — wie kann sie das bewirken, wenn die Rede zu lang ist, durch welche Länge die Zuhörer immer wieder von der Nichtigkeit überzeugt werden. Wäre im Hamlet die Rede des Geistes nicht so lang, sie würde von viel besserer Wirkung sein. Die Rede in meiner Oper hier ist auch ganz leicht abzukürzen. Sie gewinnt mehr dadurch, als sie verliert[1]).

---

[1]) Wer sich über diesen wichtigen Punkt in der Angelegenheit der Grenze zwischen der Poesie und der Musik in der klassischen Literatur unterrichten will, der greife zu der unerschöpflichen Fundgrube in der Theorie des Dramas, zu Lessings Hamburgischer Dramaturgie im 10., 11. und 36. Stücke. Man findet dort Lessingsche Klarheit, Schärfe und überzeugende Kraft in der interessanten Darstellung der Berechtigung in der Heranziehung von Gespenstern und von Musik ins Drama. Über die Beziehung der Musik zur Poesie im Drama schließt Lessing in bescheidener Weise in folgenden Worten: „Dies sind die wichtigsten Regeln, um auch hier die Tonkunst und Poesie in genaue Verbindung zu bringen. Ich habe sie lieber mit den Worten eines Tonkünstlers und zwar desjenigen vortragen wollen, der sich die Ehre der Erfindung anmaßen kann, als mit meinen. Denn der Dichter und Kritiker bekommen nicht selten von den Musikern den Vorwurf, daß sie weit mehr von ihnen erwarten und verlangen, als die Kunst zu leisten in der Lage sei. Die mehrsten müssen von ihren Kunstverwandten erst hören, daß die Sache zu bewerkstelligen ist, ehe sie die geringste Aufmerksamkeit darauf wenden.“

Schiller: Wie stehst du hiernach zu meinen Dramen?

Mozart: Es ist kein Tadel, wenn ich sage, keines deiner Dramen ist als Operntext zu brauchen. Du weißt an passenden Stellen liedgemäße Poesie meisterlich anzubringen, so das Räuberlied in den Räubern, das Hirtenlied im Tell, das Jägerlied im Wallenstein. Aber ich sage offenherzig, das ist Shakespearen und Goethen besser gelungen. Jedoch in den größten Meisterwerken von dir wird deine Dichtung in der Ausführung von Stimmungen, Motivierungen unter geistreicher Behandlung und herrlichem Klange so unsagbar schön, daß du ohne Musik neben geistiger auch musikalische Wirkung erzielst. Man höre Johannas Abschied in der Jungfrau.

Schiller: Wir kommen einander immer näher und gewinnen zur Beantwortung der Frage über das Verhältnis der Musik zur Poesie und über etwaige Hilfe in den Unstimmigkeiten in der Praxis festen Boden.

Mozart: Wenn ich oben Shakespeare in seinem Gebiete entgegengetreten bin, indem ich in der Oper die Seelenstimmung der behandelten Personen der Musik überantworte, so wirst du fragen, welche Rolle hat die Musik in Shakespeareschen Stücken überhaupt. — Musik ist allen Figuren von Helden, Verbrechern, Königen, Staatsmännern durchaus fremd. Sie ist den Empfindungen verliebter, hassender, vom Unglück verfolgter Seelen die beste Interpretin. Hierzu finden sich in den Dramen die überzeugendsten Beispiele: „Man höre, wenn die Musik der Liebe Nahrung ist, oder mich macht Musik traurig." Musik macht die Liebe heißer, den Haß schärfer, sie ist imstande, durch Krankheiten bedrückten Seelen zu helfen, sie bringt besonders hinschmelzende Abendstimmung hervor, z. B. im Kaufmann von Venedig und im Othello; sie lockt in den Veronesern als Ständchen zum Stelldichein; sie erweckt die Sehnsucht nach der Jugend in den Herzen vom Johannistrieb Gequälter. Hiernach hat die Musik es nur mit Stimmungen zu tun, das Drama aber vorzugsweise mit Überzeugungen mittels richtig motivierter Tatsachen und darauf beruhender Schicksale. Hieran schließt sich logisch die Frage, ob Shakespeare einen guten Operntext hätte schreiben können, wie Goethe tatsächlich. Er hätte es meiner Meinung nach fertig gebracht. Und nun endlich die Frage, was denkst du der Musik und Oper für eine Rolle zu diktieren zur Hebung und Genesung des verdorbenen Geschmackes des Publikums durch Herbeiziehung von Symbolen? Wenn ich alles oben über das Verhältnis der Musik zum Drama Gesagte auf euere Forderung hin prüfe, so käme praktisch als Ergebnis höchstens das Melodrama, die Zwischenaktsmusik und die Ouvertüre heraus, was Lessing in seiner klaren Art in der Hamburgischen Dramaturgie auseinandergesetzt hat. Ich selber habe in diesem Sinne die Musik zu König Thamos komponiert, Beethoven die Ouvertüre zu Koriolan, König Stephan, Egmont und die Ruinen von Athen. Aber alles dies kommt im Vergleich mit der Macht der

Oper nicht in Betracht. Nun wende ich mich an dich hilfeflehend, hilf mir aus der Symbolschwierigkeit. Du hast Symbole mit der Musik verbunden, wenn Musik und speziell die Oper dem Dramendichter Hilfe bringen soll. Wenn Goethe dich ausdrücklich auf mich hinweist und mir vor allen andern, ja selbst vor den zukünftigen Meistern die große rettende Aufgabe zuweist, ich soll den zweiten Teil der Zauberflöte, ja sogar seinen Faust vertonen, so muß ich mir als schaffender Künstler von der Sache eine klareren Begriff als ich ihn jetzt habe, machen können.

Schiller: Ich kenne kein passenderes Auskunftsmittel, als das konkrete Beispiel. Zunächst, was ist Symbol? Der Helm, das Schwert und die weiße Fahne sind Symbole für die von der Mutter Gottes gestellte Aufgabe der Johanna: Frankreich zu retten durch die Hingabe ihrer Jugend, Liebeslust, Liebe und Leben für diese einzige Aufgabe. Diese drei Gegenstände sind Symbole, und Johanna nimmt sie in richtigem Sinne auf als Zeichen ihrer Aufopferungsfähigkeit unter harter Todeserwartung. Im Sommernachtstraum Shakespeares sind die Handwerker mit Theatergerät ausstaffiert und sie sagen: Hier der Mann mit dem Hund ist der Mann im Mond, der Löwe, die Wand, alles dies sind nicht Symbole, sondern grobe Embleme, in der Komödie viel gebraucht, bekanntlich in der Mythologie; Apoll mit der Leier, Venus mit den Sperlingen, Vulkan mit dem Hammer, Äskulap mit der Schlange. Aber im Sommernachtstraum bedeuten Oberon und Titania als Symbol ewige Liebe und Verträglichkeit. Ich und Goethe glaubten nun, daß die Musik durch ihre eigentümliche, auf das Menschenherz einwirkende Kraft unsere Kunst in höhere Regionen erheben und damit unter Beihilfe der Symbole die Menschen von den naturalistischen Werken abziehen und zu dem Genusse echter Kunstwerke heranzuziehen vermögen.

Mozart: Gott sei Dank; ich spüre Klarheit. Musik hat also selber symbolische Kraft. Sie zeigt's im Don Juan in überzeugender Wirkung in der zweiten Arie der Zerline, vor der ich beim ersten Anhören von Dapontes Text geradezu schauderte, und die Musik hat die Sehnsucht der jungen Frau sauber gemacht, niemand hat sich jemals an dem Text der Arie gestoßen. In diesem Sinne ist die Zauberflöte geschaffen, unbewußt und unbeabsichtigt symbolisiert die Musik die grenzenlose Kraft der Liebe in allen Gestalten. Embleme kennen wir nicht, wir verschmähen grobe Zeichen in der Musik als Leitmotive gebräuchlich. Wenn ich die Figur des Grafen im Figaro in seiner ganz scharfen Charakterfassung festhalte, so fällt er, der nach Marzelline ruft, in Lächerlichkeit und hört gewissermaßen Marzellinen sagen, Figaro ist ja mein Sohn, und der Graf singt dies in einer Melodie, die der Marzelline in ihrem Glücke charakteristisch ist. O Schiller, du und Goethe habt recht, wir Musiker sind eure Helfershelfer, wir sind Arbeitsgenossen. Hier stellt sich mir das Veilchen so recht wieder vor. Wie schön, daß der größte Lyriker das reizende Liedchen erschafft, daß mich die dramatische Seele zur opernmäßigen Bearbeitung drängt und daß du, der größte deutsche Dramatiker, es als verschöntes Symbol in dein herrliches Schauspiel aufnimmst, verschönst, denn das Veilchen wird besser in der Gestalt der weiblichen Jugendblüte als in der eines Mannes dargestellt. Ich aber, im Respekt vor dem Schöpfer, der mich auch zwang, „vom Goethe "zu schreiben, führe das Kunstwerk aus dem dramatischen in das lyrische Leben zurück und dichte und komponiere: „das arme Veilchen, es war ein herzigs Veilchen." — Hiernach ist klar: ich verstehe, was gute Verse, was klingender Reim, was der Reiz des täuschenden Lebensbildes auf der Bühne, für den hohen Zweck, die Menschen aus dem trockenen, hausbackenen Lebensmarkte in reinere Sphären zu heben, bedeuten. Tritt noch die Musik hinzu, so ist die Macht echter Kunstschöpfungen über die Menschen in solchen Bestrebungen groß. So aufgefaßt erscheint die Oper als wahre Kulturarbeit. So symbolisiert Monostatos die grobe sinnliche Liebe als Geschlechtsakt; ihn entzückt „weißes Fleisch". Papageno und Papagena symbolisieren die Liebe des hart arbeitenden Volkes. Je mehr Kinder, desto besser, „es ist das höchste der Gefühle"; Tamino und Pamina die ideale Gesellschaftsliebe mit Treue; Sarastro die Menschenliebe; die Königin der Nacht den Weibshaß, zu allem Bösem aufgelegt, aber ohnmächtig. O Schiller und o Goethe, wären wir beisammen gewesen, es hätte Wunderwerke gegeben. Nun noch eine Frage, glaubst du, Schiller, daß Goethes Faust in der Art des Don Juan in Musik gesetzt werden könnte, eine Aufgabe, die Goethe mir zuteilen wollte?

Schiller: Goethe hat sich darin geirrt. Faust konnte wie Lear, Hamlet, Macbeth, Don Carlos kunstgemäß nicht vertont werden, das konnte nur mit Stücken wie der Sommernachtstraum, das Wintermärchen, die lustigen Weiber, der Sturm geschehen, und ich bin überzeugt, daß du mit Shakespeare diese Stoffe zu den größten Meisterwerken herausgearbeitet hättest. Goethe hat immer die Lust und die Fähigkeit gehabt, solche Operntexte zu schaffen. Mir wäre eine unliebsame Aufgabe damit geworden, trotzdem ich mich mit heißem Bemühen auch an solche Aufgaben gewagt hätte. Ich glaube, es wäre mir nie gelungen. Das Drama baut sich auf Charakteren auf, es zeigt ihre Entwicklung in den wichtigsten Epochen des Lebens und legt die Notwendigkeit des Handelns, des Leidens, des Unterganges oder des Siegens in einer so eindringlichen Art dar, daß der Hörer, selbst der ungebildete Laie von der Wahrheit des Gehörten erschüttert ist. Diese Entwicklung der Charaktere und deren Hineinwachsen in das Schicksal naturgemäß und überzeugend, aber ganz nur für tüchtige Hörer ersichtlich darzulegen, ist die Sache des großen Genies. Es gilt nicht etwa, den Helden mit dem Vorsatze „ich will nun ein großer Verbrecher oder Held werden" auftreten zu lassen. Der Monolog zum Eintritt Richards III. würde durchaus nicht befriedigen, wenn über seinen Charakter nicht andere Nachricht gegeben ware. Die Schwierigkeit der Charakterentwicklung, wie sie im Leben naturgemäß stattfindet, in leisen Andeutungen, fein in das Stück hineingearbeiteten Zügen zu schaffen, wie sie nur das große Genie fertig bringt, ist die Ursache der widersprechendsten Erklärungen der größten Meisterwerke. Hier einige Proben:

Der unbefangene Hörer des Lear ist schnell fertig mit dem Urteil, hier ist eine Tragödie des Kinderundankes; ein anderer sagt: die Tragödie des Menschenlebens, endlich die neueste Erklärung: Tragödie des Altwerdens des Menschen u. d. m. Alle derartigen Urteile überzeugen nicht, sind lückenhaft, unsicher und darum einander widersprechend. Um dies ungemein verwickelte, grandiose Stück begreiflich durchsichtig und befriedigend zu machen, muß uns der Dichter den Charakter vor allem der Hauptpersonen so darlegen, daß ihr Lebensgang bis zum Ende als stetig und notwendig erscheint. Lear tritt uns in der ersten Szene unbegreiflich absurd entgegen. Sein Erscheinen hoch zu Roß, an der Spitze eines in groteskem Putz überladenen Zuges von Hofbeamten unter Hörnerklang, Waffengeklirr, je übertriebener um so besser, vor einer riesigen Tafel, auf der sein Königreich bunt umzirkelt und durch zwei grobe gerade Striche in drei genau gleichmäßig bemessene Teile getrennt dargestellt ist, macht er Halt und enthüllt seinen bisher verschwiegenen Vorsatz: er will Sorge und Mühe von sich schütteln und sie auf die Schultern seiner Töchter und Schwiegersöhne laden, bedingt sich aber Fortsetzung seines freien lustigen Lebens in der Gesellschaft auserwählter hundert Ritter.

Es folgt die (Kent sagt: die verrückte) Verstoßung der etwas eigensinnigen Lieblingstochter. — Man begreift jetzt des „Staates Leiden" unter solchem König. Nun beginnt die furchtbare Entwicklung des so angelegten und betriebenen Lebensschicksals. Lear wird von den zwei älteren Töchtern schlecht behandelt, körperlich und seelisch; er beklagt sich über ihren Undank, erkennt zu spät das kindliche Herz Cordelias und geht mit ihr im Zusammenbruche des ganzen Königshauses zugrunde.

Das Stück spielt im grauen heidnischen Altertume mit rauhen Sitten unter Mitwirkung unverantwortlicher Minister, ungezügelter Leidenschaften, jedem Impulse zum Leben oder Sterben ohne Erwägen nachgebend, — alles dies besonders hervorstechend in der Herrscherfamilie. Diese unter solchen Umständen natürlich schlimme geistige und sittliche Disposition hat Lear von seinen Ahnen geerbt und hat sie zur Ungeheuerlichkeit wachsen lassen. Wie ging es in seiner häuslichen und öffentlichen Regierung zu? Charakteristisch beginnt das Stück mit einer Vorstellung eines schönen Bastards durch seinen Vater, den Hausminister Gloster. Seine Ausdrucksweise ist zynisch; ein wackerer Offizier versteht sie gar nicht, bis Gloster deutlicher wird. Er habe einen etwas älteren ebenbürtigen Sohn, den er darum nicht höher schätze, er empfiehlt den Bastard der Gunst Kents. Was erfahren wir über das körperliche Befinden des Lear? Er klagt zu verschiedenen Malen über Herzkrämpfe

(2. Akt, 4. Szene: „O wie der Krampf mir zum Herzen schwillt.“ An anderen Stellen: „Weh mir, mein Herz, mein schwellend Herz.“ Undank gleicht dem Geier hier [auf sein Herz zeigend] mit der Zunge schlangenartig mir ins Herz gestochen. Ferner 3. Aufzug, 4. Szene „Kommt knöpft mich auf, ich bitt’ euch, knöpft mich auf“). Also ein sehr reizbares, wohl auch krankes Herz. Daher steigern sich seine Wutanfälle mehrfach bis zum Rasen. Aus seinem Familienleben erfahren wir, daß er von seiner verstorbenen Frau, die wohl früh unglücklich gestorben sein mag, vermuten möchte, sie sei eine Ehebrecherin, wenn Regan sich gegen ihn schlecht benehmen sollte. Lear geht vielfach auf Sexualien ein, z. T. mit scheußlichen Ausdrücken. In Tobsuchtsanfällen erscheint dies besonders widerwärtig (4. Akt, 6. Szene). Sobald Edgar das Thema berührt, faßt es Lear auf und treibt es zur Höhe[1]) hinauf.

Wie hat Lear seine Herrscherpflicht ausgeübt? Er teilt sein Reich, nachdem er es schlecht regiert und bis zum Abgrund gebracht hat, wie eine Ware unter seine zwei älteren Töchter. Überlegt man hierzu die dem Charakter des Vaters nicht unähnliche eigensinnige Art Cordeliens, die in der Öffentlichkeit eine im Hause gewiß oft geübte Schmeichelei dem Vater versagt, so fragt man sich, ob, abgesehen von dem Mitgefühl für

---

[1]) Hierzu eine psychologisch interessante Bemerkung. Lorenz Sterne wiederholt ohne ersichtliche Nötigung etwas verändert im achten Buche, 11. Kapitel seines Tristram Shandy die oben angeführte scheußliche Stelle im Lear mit ekelhaftem Behagen und malt sie weiter aus.

verdientes oder unverdientes Leiden und unerhört
furchtbaren Mißhandlungen, der Untergang des Herr-
scherhauses des Lear unmotiviert sei. Der Grund-
gedanke des Lear ist der wohlverdiente, durch die
Umstände grausige Untergang eines Königshauses.

Prüfen wir nach diesen Grundsätzen die vielbe-
sprochene Komödie „Ende gut, alles gut“. Man fragt
sich nach dem Anhören dieses interessanten Stückes,
ist hier wirklich alles gut? Auch in diesem Stücke ist
die Entwicklung der Charaktere und die sich darauf
stützende Motivierung der Handlung bewundernswert.
Der Leser und noch mehr der Hörer muß den Ein-
druck gewinnen, daß Graf Bertram alle Ursache hat,
gegen Helena sich abstoßend zu benehmen. Abgesehen
von dem großen Standesunterschiede ist der Gedanke,
daß Helena den an einer Fistel leidenden König selbst
örtlich behandelt, dem glänzenden, jungen, gesunden
Grafen höchst zuwider. Dazu hat der Graf hinreichend
Gelegenheit, die erotische Neigung Helenens zu merken.
Diese Neigung spricht sich bekanntlich in gewissen
äußeren Zeichen des Redens und Handelns aus; Lieb-
haberei zum Spielen mit losen, erotischen Gesprächen,
Liebe zu Glanz im äußeren Gehaben und zu Schmuck;
dazu die Virtuosität im Erfolg der Mittel, den herzlich
begehrten Zweck zu erreichen. Alles dies charakteri-
siert Helena und läßt ein Wesen entstehen, das unbewußt aber deutlich auf den Grafen wirkt und sich
für sein Verhalten gegen Helena wirksam zeigt. Ob in
Zukunft alles gut sein wird? —

In welchem Verhältnisse stehen die Shakespeare-schen Stücke zur **Musik?** Einige Stücke kommen der Wirkung der Oper geradezu entgegen. So der ganze „Sturm". Der Zauberer Prospero zaubert eine Zauber-insel, in der jeder Eintretende gewissermaßen wie in eine Atmosphäre eingehüllt wird. Seine Bücher, sein Zauberstab sind derbe Symbole seiner Macht. Sehr merkwürdig ist die Einkleidung des Ureinwohners der Insel in eine Mißgeburt. Alles hätte, geschickt zurecht-gemacht, eine zweite Zauberflöte werden können. Goethe hat in richtiger Würdigung dieser Überlegungen den zweiten Teil der Zauberflöte gedichtet und hat einem neuen Mozart die wirksame Komposition seines Faust übertragen wollen. Irre ich nicht, so hättest du, lieber Schiller, die Aufgabe, einen solchen Operntext zu dichten, nicht lösen können.

Momus (beiseite: Nun habe ich das Gerede der beiden gründlich satt. Welch' unbegreifliche Idealisten, diese armen Dinger! Aus dem großen fürchterlichen Schiffbruch ihres Lebens haben sie unnütze Lappen und Fetzen gerettet und, dem Lebenselend entronnen, mühen sie sich hier in der Unterwelt ehrlich ab mit der Sorge um geistige Hebung und nobles Vergnügen des Publikums, das sie im Leben und Sterben elendiglich hat verkommen lassen. Er tritt plötzlich zu Mozart und Schiller heran und spricht):

Ich muß euch unterbrechen.

Schiller: Was beliebt?

Momus: Ich muß euch aus eurer symbolisierten

Welt auf die wirkliche Erde zurückführen. Habt ihr des Elendes eures Lebens ganz vergessen? Ist es wirklich wahr, daß ihr Armen, ehe ihr diese Gefilde des Todes betreten habt, aus Lethes Wasser habt trinken müssen? Da ist freilich euch hier und euren Brüdern auf der Erde nicht zu raten, nicht zu helfen.

Schiller: Du uns raten? uns helfen? wie das? und was weiter? —

Momus: Sehr viel weiter. Gerade ihr beiden habt das bittere Schicksal der Künstler bis auf die Hefe gekostet. Nicht nur die stumpfe Welt allein, die euch umgab, hat euch gepeinigt und dem Hunger und der Kälte preisgegeben; ihr ließt euch auch von schlauen Gesellen aller Zünfte, ja selbst eurer eigenen, die Butter vom Brote und das Brot selbst vom Munde reißen. Ich wiederhole: von schamlosen Gesellen der höchsten und niedrigsten Schichten der Gesellschaft[1]). Ihr sahet

---

1) Von einer Berliner Reise erzählt Otto Jahn im 4. Bande auf Seite 482: Der König schickte Mozart ein Honorar von 100 Friedrichsdor. Das war der ganze Ertrag dieser Reise, noch geschmälert durch ein Darlehn von 100 Fl., welches Mozart einem unbekannt gebliebenen Freunde nicht glaubte abschlagen zu können. Man kennt jetzt diesen guten Freund, Schiedmayer, der die Briefe Mozarts an seine Familie 1914 herausgegeben hat, hat die von Nissen in übertriebener Rücksichtnahme unleserlich gemachte Briefstelle durch photographisches Verfahren leserlich gemacht. Sie besagt, daß Fürst Lichnowsky auf einer 1789 unternommenen Kunstreise seinen Reisegenossen Mozart um 100 Gulden begaunert hat. — Ein polnischer Graf (Jahn, 3. Band, Seite 218) hatte Mozart nach Anhören eines Quintetts ein Geschenk von 100 halben So-

in eurer unbesorgten Leichgläubigkeit nicht, wie ihr ihnen den Weg zur schamlosen Ausbeutung eurer Kräfte bequem offen hieltet. Ihr mußtet dulden, daß schlechte Kerle von euren Zunftgenossen der urteils-schwachen und geschmacklosen Umgebung schmei-chelnd Schund für Kunst ausgaben, euch aus euren echten Kunstwerken bestahlen, dem Mammon frönten und euch persiflierten. Eine geradezu unerhörte Spitz-büberei knüpft sich an den Namen des Grafen Walsegg zu Stuppach, der unter geheimnisvollen Umständen bei Mozart ein Requiem bestellt hat. Er war ein eifriger Musiker und hatte die Laune, für einen Komponisten gelten zu wollen. Er hatte die Absicht, die Partitur abschreiben und als sein Werk aufführen zu können, und führte diesen Plan auch aus. Abschriften des Requiem, auf deren Titel Graf Walsegg als Komponist genannt ist, sind in seinem Nachlaß gefunden worden. Ein gewisser Krüchten erzählt, er habe auch eine Sinfonie,

---

vereigndors gemacht und um Komposition eines Trios mit obligater Flöte ersucht. Nach einem Jahr verlangte der Graf, weil das Trio noch nicht komponiert sei, die Rückgabe der Summe. Mozart zahlte die Summe zurück, der Graf aber behielt die Partitur des Quintettes, die ihm Mozart als Gegen-geschenk übersandt hatte. Das Quintett erschien darauf ohne Mozarts Zutun in Wien. Für solche Leute hatte Mozart nur das Wort: der Lump. Schikaneders auffallendes Benehmen beim Empfange von Mozarts Todesnachricht (er irrte umher und schrie laut auf „sein Geist verfolgt mich allenthalben, steht immer vor meinen Augen" vgl. Nissen, S. 572) macht die Angabe von Rochlitz, daß er Mozart durch Verkauf der Partitur der Zauberflöte betrogen habe, sehr wahrscheinlich.

welche Graf Walsegg für die seinige ausgegeben, als Mozartsche anerkannt.

Dieses Gesindel weiß recht gut, daß man aus wissenschaftlichen Meisterwerken den gediegenen Inhalt, aus Kunstwerken die schöne Form stehlen muß; sie entblöden sich nicht, in dem ganzen Werke beides zu stehlen. Auf solchem Boden wuchern eine Unzahl von Spitzbübereien, welche die Literaturen, Kunstwerke und Kunstsammlungen schwer belasten. Der Manipulationen, deren sich die schlauen Gesellen bedienen, ist Legion. Als Paradigma aus dem Leben führe ich zwei Beispiele an.

Ich habe einen bedeutenden Gelehrten kennen gelernt, der im Frühjahr Rettigsamen in gut bearbeitete Äcker säte und die guten Früchte zur richtigen Zeit gelegentlich auszog. Andere machen es wie die zwei Besenbinder, die zum Schaden der anderen in kürzester Zeit alle ihre Besen verkauften. Als aber einer von ihnen den Besen um die Hälfte billiger als sein Kumpan abgab, fragte ihn sein Genosse, wie das möglich sei. Ich stehle doch die Birkenreiser wie du, muß aber doch für die Arbeit bezahlt werden. Ja Bruderherz, erwiderte der andere, ich stehle jetzt die fertigen Besen.

Solches Volk hat bequemes freies Spiel in der großen Anzahl unvollständiger, zweifelhafter, unterschobener und verlorengegangener Kompositionen Mozarts (vgl. von Köchel, Verzeichnis sämtlicher Tonwerke Mozarts, 1862, Anhang).

Und außer den Schäden durch solche groben Spitzbuben, was hat Neid, Scheelsucht und Bestechung einer gewissenlosen Kritik bei euerer Unbesorgtheit zur Vollendung eures Elendes beigetragen! Als nun endlich eure Zeit kam, als die Bewunderung eurer mit eurem Herzblute geleisteten Lebensarbeit und der Ruhm eurer Vortrefflichkeit den ganzen Erdkreis einnahm, als es klar wurde, daß eure Werke mit dem wachsenden Ruhme Millionen von Menschen aller Schichten Arbeit, Reichtum, Bildung und edles Vergnügen schenkten, da wollte die dankbare Welt, die euch vorher verhungern gelassen hatte, ihre Dankbarkeit glänzend bezeugen. Ihr wurdet in Erz und in Marmor konterfeit und eure Gebeine sollten in kostbaren Totenkammern bewahrt werden. Da begann aber eine wunderliche, beschämende Not. Dein herrliches Standbild, lieber Mozart, sollte auf deinem Grabe prangen und dein Skelett, lieber Schiller, sollte in Gemeinschaft mit dem Goethes neben Karl August ruhen. Wo ist Mozart begraben? Wo liegt Schiller? — Man weiß es nicht. Ei, so fragt doch eure Behörden, eure Kaiser- und Königshöfe, eure Beerdigungsämter. Von Mozart schweigt alles. Von Schiller weiß man nur, daß sein Leichnam in einem Gewölbe versenkt worden ist, das, wenn gefüllt, entleert wird, um neu angefüllt zu werden. Ei, so fragt doch die Papiere der Bekannten und Freunde. fragt die Eheweiber. Tiefes Schweigen. Man weiß nur, daß Schillers und Mozarts Leichen, die eine in tiefer Nacht, die andere in finsterer Dezemberabendstunde ohne Begleitung weggeschafft worden sind,

Schillers Leiche in das Kassengewölbe, Mozarts Leiche ist überhaupt nicht begraben worden[1]). Schillers Schädel, der in der großherzoglichen Gruft als echter begraben worden ist, wird von Froriep[2]) als unecht erwiesen. Bekanntlich ist dieser Schädel, von Goethe in einem erhaben schönen Gedichte besungen worden. Der echte Schädel Schillers harrt noch seiner definitiven Bestimmung. Mozarts Leiche aber ist vermutlich auf die Anatomie der Wiener Universität geschafft worden. Dort ist sein Schädel in der anatomischen Sammlung in die Hände des berühmten Anatomen Josef Hyrtl gelangt. Er ist von einem sachverständigen Anatomen kunstgemäß zersägt, horizontal durchschnitten und auf die Gehörs-

---

[1]) Wenn liebevolle Abwartung des Sterbenden, angemessene Bestattung mit Geleit zu den besonderen Ehren gehören, die bedeutenden Menschen gebühren, so ist hier die Geschichte des Todes und der Beerdigung auch von Leibniz zu erwähnen. Professor Dr. Paul Ritter erzählt in seinem interessanten Aufsatze in den Preußischen Jahrbüchern 1914, Heft 3: „Wie Leibniz gestorben und begraben ist". Er starb im Beisein seines Amanuensis, des Studenten J. A. Vogeler und seines Kutschers. Er ist von der Staatsbehörde völlig ignoriert, mitternachts in einem schlichten Tannensarge begraben worden. Nach 50 Jahren konnte niemand die Grabstätte zeigen. Leibniz ist „mehr wie ein Räuber", denn als das was er war, die Zierde seines Landes begraben worden.

[2]) Froriep erzählt in seinem schönen Werke Seite 27: der Zustand der Gruft des Kassengewölbes sei nach Kirms spektakulös. Seite 28 heißt es: ein einfacher Brettersarg ohne Beschläge und ohne Schild, größte Kostenersparnis sei vorgeschrieben gewesen, und Seite 171: der Fürstengruftschädel ist massig, derbknochig, mit gewaltigem Gesichtsskelett, riesenhaft groß.

apparate der Felsenbeine durchforscht worden. Dann hat ihn Hyrtl, der Direktor der Anatomie, sorgfältig verpackt und mit eigener Bezeichnung als Mozarts Schädel versiegelt aufbewahrt. Von dort ist er in das Salzburger Mozarteum geschafft worden, wo er endlich Ruhe gefunden hat. Sorgfältig beschrieben ist er von Engl und Minnich in einer in Salzburg 1906 erschienenen Schrift.

Von diesen Schädeln, die als eure echten gelten müssen, habe ich mir gute Abbildungen von verschiedenen Seiten mit genauen Maßnahmen besorgt und habe sie jetzt mit euren Schattenbildern hier in verschiedenen Seiten verglichen. Damit habt ihr mein merkwürdiges, Mozart irritierendes Verhalten während eurer Unterredung erklärt, und ich habe euch damit ein echtes Teufelsei in eure ideale Wirtschaft eurer Unterhaltung gelegt. Nun? Ihr sagt darauf kein Wörtchen? Seid ihr nicht neugierig zu hören, ob die jetzt besprochenen und für echt gehaltenen wirklich eure sterblichen Schädelüberreste sind?

Mozart: Mir ekelt, Schiller, sage du ihm deine Meinung.

Schiller: Packe deine armseligen Sachen ein, Momus, und übergib sie sachkundigen Erdenkindern, Anatomen, Physiologen, Physiognomikern zur weiteren Übung ihrer Studien und ihrer Phantasien über den wahren Zusammenhang von Körper und Geist. Es wird doch wohl noch ein Schüler von Gall existieren, der sich mit der Deutung von Buckeln und Einsenkungen des Schädels versteht, und bei Mozarts Schädel findet er noch das Felsenbein mit dem präparierten knöchernen Gehörapparate zum Studium zurechtgemacht. Man hat der Menschheit vom Anbeginn jeder Kultur aller Gebiete menschlicher Arbeit soviel magere reale und ideale Knochen zum Benagen hingeworfen, es kommt auf ein paar wirklicher mehr oder weniger nicht an. Wir haben hier Besseres und Lohnenderes zu tun.

Momus: Nun, ich sehe, daß ich euch vergeblich euer Erdenleid ins Gedächtnis zu rufen unternommen habe. Aber bedenkt, daß eine große Menge eurer Geistesbrüder auch heute noch drückendes Elend in irgendeiner Gestalt zu erdulden haben. Habt ihr ihnen keinen guten Rat zu geben? Sollten die nicht den ganzen Plunder ihrer Arbeiten an idealen Gegenständen beiseite werfen und sich reale fruchtbarere Aufgaben zu bearbeiten stellen?

Schiller: Das ist den geborenen Künstlern unmöglich. Doch davon verstehst du nichts. Unser Beispiel konnte den armen Künstlern zum warnenden Exempel dienen. Und wahrhaftig, es fängt an zu wirken. Seht euch Richard Wagner und seine Nachfolger an. Sie haben wohl gelernt, daß müheloser, erfrischender, edler, belebender Genuß, den sie der Welt mit ihren Werken erschaffen, seinen Lohn haben soll. Aller Orten der Erde und aller Schichten der Menschen rührt sich das Gewissen altruistischer Stimmung, und bald wird die Zeit kommen, daß es das erste Gebot des gesellschaftlichen Anstandes und der

Gerechtigkeit ist, dem ungeschriebenen wie dem geschriebenen Gesetze gemäß zu handeln: Leistung und Gegenleistung sollen im richtigen Gleichgewichte stehen.

Mozart: Ja, geliebter Schiller, du sprichst mir aus der Seele, aber wie ist das anzufangen?

Schiller: Anzufangen mit der Hauptsache. Von Kindsgebeinen an sollten begabte Kinder mit Eifer und Sorgfalt vor Elend und Untergang bewahrt werden. Jeder gute Lehrer, jedes tüchtige Elternpaar wird die Oriflamme des Genies eines ihrer Kinder frühzeitig zu erkennen vermögen. Sie müssen solche Götterlieblinge in besondere Obhut nehmen, sie richtig ernähren, behüten und unterrichten. Der Staat soll solche Kinder, wenn die Eltern, dazu in irgendeiner Weise unfähig sind, in Anstalten erziehen und fördern. Das Publikum soll still darauf hingewiesen werden, daß es Pflicht der gebildeten Umgebung ist, solchen genialen Personen das Leben und Arbeiten in jeder Weise zu erleichtern, ganz besonders aber darauf hinzuarbeiten, daß ihnen die Sorge um das tägliche Brot abgenommen wird.

Du aber, armseliger Schächer, hebe dich weg; Heiliges spreche man nicht vor Unheiligen, und es sei dir gesagt, daß das Lebenselend den echten Künstler nicht erdrückt wie die Millionen Erdenkinder gewöhnlichen Schlages und beschränkten Urteils, die in Sachen der Kunst und Wissenschaft ewig Empfangenden, nie Gebenden, die im Unglücke meistens zugrunde gehen. Der Künstler überwindet das Elend, indem er ihm fest ins

Auge blickt und auf das unbeschreibliche Glück seiner
hohen Künstlerarbeit hinweist und zeigt, daß, wie ihm
alles andere im Leben zum Gegenstande künstlerischer
Bearbeitung dient, so auch das Elend selber, das er in
Schönheit taucht und zur edlen Gestalt erhöht. Meinst
du, daß das Requiem, die drei großen Sinfonien, die
Zauberflöte, das G-Moll-Quintett meines lieben Mozart
von ungefähr so wunderbar und für jedes gesunde Herz
ergreifend geschaffen sind. Daß ich selber ohne die
bitteren Lebenserfahrungen den Pegasus im Joche, die
Teilung der Erde geschrieben hätte. Daß Goethe in
einem seiner besten Stücke sagen kann: „denn wenn
der Mensch im Elend schweigend duldet, gab mir ein
Gott zu sagen, was ich leide."

Momus: Das klingt ja höchst feierlich, ist mir aber
unverständlich. Erlaubt mir, daß ich eure hoch-
gestochene Stimmung auf den Ton des gewöhnlichen
Lebens zurückführe. Der größte Teil eures Elendes
liegt an dem Fehlen des leidigen Geldes. Erinnert euch
doch an den Jubelruf Mozarts, wenn endlich einmal für
seine größten Meisterwerke ein kärglicher aber doch
klingender Entgelt in die arme Haushaltung gekommen
ist. Erinnere dich, Schiller, an den begeisterten Dank,
den du an Körner und Huber und an den Herzog
Friedrich von Augustenburg, Grafen Schimmelmann
und Baggesen für die großmütige Geldsendung, die wie
ein warmer Regen auf das dürre Ackerland deines armseligen Haushaltes niedergefallen ist, gerichtet hast.
Ein großer Teil der Schuld an diesen jammervollen

Geldverhältnissen trifft euch Künstler selber. Ihr seid
und bleibt bis an euer Ende naive Kinder in Geld-
sachen. Kein Wunder, daß ihr auf dem Lebensmarkte
eine bequeme Beute für betrügerisches, wohlerfahrenes
Volk seid. Wenn die Kulturmenschheit für die Bele-
bung des Verkehrs im eigenen und im fremden Lande
sich ein Tauschmittel, das für alle Arten Waren und
für Arbeit gelten soll, geschaffen hat, so soll für alle
in einem Kulturstaat lebenden Menschen die Pflicht
bestehen, sich über die Natur und Bedeutung dieses
Tauschmittels gründlich zu unterrichten. Geld mit
allem Zubehör von Zinsen, Steuern usw. sollten Gegenstände des ersten Schulunterrichts sein. Junge Leute
aller Stände und Berufe sollten auf die Gefahren des
Geldhandels, Binden der Verträge, die ihnen von ge-
riebenen Leuten drohen, aufmerksam gemacht werden.
Zur Aufstellung dieser Lehraufgaben in den Schulen
ist die Staatsbehörde ebenso berechtigt, wie zur Pflege
der Gesundheit und der Heilung von Krankheiten in
den Schulen. Wie wichtig die Kenntnis dieser Sachen
für das ganze Leben in und außer dem Hause ist, und
wie notwendig eine feste Regulierung des Verhältnisses
von Arbeit und Arbeitslohn auch auf künstlerischem
Gebiete ist, hat niemand besser erkannt und eindring-
licher beschrieben als Goethe. Er sagt (im 35. Vene-
zianischen Epigramm:

,,Hat mich Europa gelobt, was hat mir Europa
gegeben?
Nichts! Ich habe wie schwer meine Gedichte bezahlt.

Deutschland ahmte mich nach und Frankreich mochte
mich lesen;
England! Freundlich empfingst du den zerrütteten
Gast.
Doch was fördert es mich, daß auch sogar der Chinese
Malet mit ängstlicher Hand Wertern und Lotten auf
Glas.
Niemals frug ein Kaiser nach mir, es hat sich kein König
Um mich bekümmert und Er war mir August und
Mäcen.

Aber à propos Goethe, den du, Schiller, eben an-
geführt hast und neben dich und Mozart als Beispiel
für die Fähigkeit, Leiden in Kunstwerke umzusetzen,
hingestellt hast, welches Leiden hat ihn denn gedrückt,
Armut sicher nicht.

Schiller: Nicht jedes innere Leid ist mit Namen
zu nennen. Aber daß er, wie ich selber durch verschie-
dene Krankheiten sehr geplagt worden ist, das weiß
ich, dem er als einem Medizinbeflissenen häufig genug
über sein körperliches Übelbefinden geklagt hat. Er
war der große Künstler, der alle menschlichen Widerwärtigkeiten und Nöte überwand, indem er sie dich-
terisch erfaßte und darstellte. In seiner freudig schaffen-
den Hand wurde das Gröbste, Widerstrebendste in der
Natur zu reinem Golde, zum Kunstgebilde.

Momus: „Darstellte", sagtest du, so ist wohl die
Art seiner Erkrankung genau bekannt und mit Namen
zu nennen?

Schiller: Darüber ist Genaues, soviel ich weiß, nicht bekannt.

Momus: So kann ich dir doch einiges darüber mitteilen. Hättest du aber länger gelebt, wärst du mit Goethe alt geworden, dann hätte er dir aus seinem Futteral sekretierte Gedichte vorgelesen, wie er sie seinen besten Freunden Riemer und Eckermann vorgelesen hat. Der zeitigen Öffentlichkeit hat er sie wohlweislich vorenthalten. Seid ihr beide in der Stimmung, derartige Geistesprodukte Goethes zu hören?

Schiller: Ich bin jederzeit in der Stimmung, Goethesche Gedichte zu hören.

Mozart: Auch ich, wie gerne.

Momus: So hört denn den Wortlaut der jetzt endlich in der großen Sophienausgabe der Goetheschen Werke an bescheidenem Platze veröffentlichten 11. Elegie:

Zwei gefährliche Schlangen vom Chore der Dichter
gescholten,
Grausend kennt sie die Welt Jahre die tausende schon,
Python dich und dich lernäischer Drache!
Doch seid ihr
Durch die rüstige Hand tätiger Götter gefällt.
Ihr zerstöret nicht mehr mit feurigem Atem und
Geifer
Herde, Wiesen und Wald, goldene Saaten nicht mehr.
Doch welch ein feindlicher Gott hat uns im Zorne
die neue
Ungeheure Geburt giftigen Schlammes gesandt?

Überall schleicht er sich ein und in den lieblichsten
Gärtchen
Lauert tückisch der Wurm, packt den Genießenden an.
Sei mir hesperischer Drache gegrüßt, du zeigtest dich
gütig.
Du verteidigtest kühn goldiger Äpfel Besitz!
Aber dieser verteidigt nichts — und wo er sich findet
Sind die Gärten, die Frucht keiner Verteidigung wert.
Heimlich krümmet er sich im Busche! besudelt die
Quelle,
Geifert, wandelt in Gift Amors belebenden Tau.
O wie glücklich warst du, Lukrez! du konntest der Liebe
Ganz entsagen und dich jeglichem Körper vertrauen.
Selig warst du Properz . . . .
Und wenn Cynthia dich aus jenen Umarmungen
schreckte,
Untreu fand sie dich zwar, aber sie fand dich gesund.
Jetzt wer hütet sich nicht, langweilige Treue zu
brechen,
Wen die Liebe nicht hält, hält die Besorgnis auf.
Und auch da, wer weiß! gewagt ist jegliche Freude.
O der goldenen Zeit! da Jupiter noch vom Olympos
Sich zu Semele band, bald zu Callisto begab.
Ihm lag selber daran, die Schwelle des heiligen
Tempels
Rein zu finden, den er liebend und mächtig betrat.
O! wie hätte Juno getobt, wenn im Streite der Liebe
Gegen sie der Gemahl giftige Waffen gekehrt.
Doch wir sind nicht ganz wie alte Heiden verlassen.

Immer schwebt ein Gott über der Erde noch hin,
Eilig und geschäftig, ihr kennt ihn alle, verehrt ihn!
Ihn den Boten des Zeus, Hermes, den heilenden Gott.
Fielen des Vaters Tempel zu Grund, bezeichnen die
Säulen
Paarweis kaum noch den Platz alter verehrender
Pracht,
Wird des Sohnes Tempel doch stehen und ewige
Zeiten
Wechselt der Bittende stets dort mit dem Danken-
den ab.
Eines nur fleh' ich im stillen, an euch ihr
Grazien wend' ich
Dieses heiße Gebet, tief aus dem Busen heraus,
Schützt mir mein kleines, mein artiges Gärt-
chen, entfernt
Jegliches Übel von mir, reicht mir Amor die
Hand.
O! so gebt mir stets, sobald ich dem Schel-
men vertraue,
Ohne Säumen und Furcht, ohne Gefahr den
Genuß.[1]

Schiller: Ich kannte diese Elegie, wollte dich aber
nicht unterbrechen, um Mozart den Genuß des Hörens
dieses einzigen Meisterwerkes in der deutschen Literatur
nicht vorzuenthalten. Daß Goethe sich solchen wie
jedes anderen interessanten Naturstoffes für sein künst-

---

[1] Im Original nicht gesperrt.

lerisches Schaffen bemächtigte, ist aller Welt bekannt. Wie scharf er sich den Stoff ansah, prüfte, nach allen Richtungen hin beleuchtete, habe ich oft genug mit Entzücken erfahren. Über eine Augenkrankheit, die ihn anfangs 1805 plagte, hat er mich unterrichtet; und nicht mich allein, auch seinen fürstlichen Freund und seinen Leibarzt Vogel.[1]

In allen diesen Dingen hat Goethe niemals hinter dem Berge gehalten; für Leute, die Goethe gehörig zu lesen verstehen, hat er deutlich genug gesprochen, der Ritter Sassafras; die verdrießliche Studentenkrankheit, die sehr geeignet sei, junge Leute von irdischen Dingen auf geistige hinzuführen, endlich der aus der Tiefe des Herzens kommende Seufzer am Schlusse der eben mitgeteilten 11. Elegie sind Zeugnisse für den eben ausgesprochenen Satz. Immer hat er es bedauert, daß gewisse natürliche Sachen vor dem Publikum nicht besprochen werden dürfen, und er hat auf Zeiten höherer Bildung gehofft, die es erlauben würden.

Momus: Schade, daß er die heutigen Zeiten nicht mehr erlebt hat. Wenn auch nicht gerade über diese Krankheiten, so hätte er doch über die Physiologie der hier besprochenen Funktion in dem amerikanischen Dichter Walt Whitman seine helle Freude gehabt; und auch du, Schiller, hättest den Ton erkannt, den du in deinem Gedichte „Männerwürde" angeschlagen hast. Übrigens werden erfreulicherweise diese Gegenstände gegenwärtig in den höheren Schulen mit den jungen

---

[1] S. Seite 60.

Leuten ernst und gründlich besprochen. Aber was sagt denn Mozart zu dieser ganzen Diskussion?

Mozart: Ich habe längst gezeigt, daß man auch diese Seite der Menschlichkeit in offener Szene künstlerisch darstellen kann. Ist die 2. Arie der Zerline mit ihrem Troste für den geschlagenen Masetto nicht ganz deutlich?

Momus: Nun mir kann's recht sein.

Schiller: Das glaube ich, aber in einem andern Sinne.

(Die Schatten flattern nach verschiedenen Seiten ab.)

Zweiter Teil.

Ich aber fühle mich veranlaßt, den abgerissenen Faden einer im Jahre 1898 in der Münchener Medizinischen Wochenschrift vom 29. November veröffentlichten Mitteilung, die Studentenkrankheit Goethes betreffend, wieder aufzunehmen.

1812 berichtet der 63jährige Goethe, daß er als Student in Leipzig nach längerem Kränkeln in trüber Stimmung von einem heftigen Blutsturze (später sagt er Blutspeien) befallen worden sei, der eine Zeit lang sein Leben bedrohte, von dem er sich indessen auffallend schnell erholt hat. Indes wurde die gehobene Genesungsstimmung vergällt durch eine Geschwulst an der linken Seite des Halses und die Aussicht auf ein längeres Leiden an einem zwar geahnten, aber in seiner ganzen Größe nicht vorhergesehenen Übel. Diese verdrießliche Krankheit sei sehr geeignet, einen jungen Menschen von irdischen Dingen ab zu himmlischen zuzuwenden[1]). Sich der Vaterstadt nähernd, wird Goethe immer niedergeschlagener. Er

---

[1]) Die Gefährlichkeit des damaligen Leipzig für junge Männer wird durch eine Handzeichnung von Ch. Nathe (signiert: „Abgang von Leipzig 1787"), einem hervorragenden Schüler Oesers, illustriert. Ein schöner, junger Maler wandert von Schlangen verfolgt eilig aus Leipzig.

beruhigt sich aber in dem Gedanken, daß er sich nicht sonderlich viel vorzuwerfen habe. Der über den Kränkling aufgebrachte Vater dringt darauf, daß man sich mit der Kur des an Leib und Seele Leidenden „expedieren" möge. Das Öffnen und das fortwährende Ätzen der Geschwulst am Halse war sehr verdrießlich. Über den weiteren Verlauf der Krankheit und der Kuren geben Goethes Briefe an seine Leipziger Freunde und Freundinnen, welche Otto Jahn herausgegeben hat (2. Auflage 1867) mehrfachen Aufschluß. In einem Briefe an Käthe Schönkopf fragt Goethe, ob man noch an sein Theaterspiel denke. Wolle niemand seine Stelle einnehmen? für Herzog Michel finden sich wohl eher 10 Akteure, als zum Don Sassafras ein einziger. Verstehen Sie mich? In dem 2. Briefe schildert Goethe seine durch Rückfall immer wieder gestörte Genesung. Man weiß jetzt, was mir fehlt. Meine Lunge ist so gesund wie möglich. Ein in Erotik sehr erfahrener sächsischer Offizier sagt ihm, nachdem er die Leidensgeschichte Goethes gehört hat, „ich sehe, daß Sie Kenner sind. Gott bewahre Sie darin und, wenn Sie wieder gesund werden, so werden Sie Nutzen von dieser Erfahrung haben." Goethe schließt den Brief: „Ich saß und hörte mit Betrübnis zu und sagte am Ende, ich sei konfundiert und meine Geschichte und die Geschichte meines Freundes Sassafras hat mich immer mehr von der Philosophie des Hauptmanns überzeugt."

Nun kommt eine Reihe von Briefen, in welchen die langwierige Krankheit, „nicht sowohl der Lunge, als in den dazu führenden Teilen" beschrieben wird. Er beklagt seinen Freund Horn, der sich soviel auf seine Waden eingebildet hatte. „Laßt ihn nur lebendig fort; wenn Sie sehen sollten, was ich den ganzen Tag treibe, es ist ordentlich lächerlich." Eine gereimte Epistel berichtet: „bald lustig wie ein Bräutigam lebe ich und bin halb krank und halb gesund am ganzen Leibe, wohl nur im Halse wund." Er trinkt langweilige Tisane, sitzt in einem Sessel, die Füße wie eine Mumie verbunden. Der Schluß eines Liedes an seine Freundin Öser lautet: „Mir, Jüngling, jetzt der Mädchen Spott, mir helfe doch der Liebe Gott zu meinen Waden. Da werde ich wohl nach Seel' und Leib in künftigen Jahren für ein Weib ein fetter Braten."

Über diese ganze Angelegenheit schreibt Otto Jahn in der oben angeführten Publikation Seite 38: Die Lebensweise des Studenten Goethe in Leipzig war folgendermaßen eingerichtet: „Man fand sich mittags und abends an bestimmten Orten zusammen. Die Vergnügungsörter, Apels Garten usw. wurden fleißig besucht. Wie ausgelassen lustig es dabei hergehen konnte, zeigt uns die Szene in Auerbachs Keller im Faust. Liebschaften waren damals an der Tagesordnung, und manche aus diesem Kreise hatten Neigung zu Mädchen, die zwar besser waren als ihr Ruf, deren Umgang aber mindestens für den Ruf nicht vorteilhaft war. Es ist wohl nicht zu bezweifeln, daß sowohl die Ansicht von dem Wankelmut und der Unzuverlässigkeit der Frauen als auch eine gewisse Leichtfertigkeit und Freiheit sinnlicher Leidenschaften, welche in Gedichten und Briefen jener Zeit sich ausspricht, aus diesem Verkehr hervorgegangen war. Dabei darf man freilich nie vergessen, daß die Vorstellungen von Schicklichkeit im Tone und Betragen gar sehr wechseln; schon ein Blick auf die Bilder aus der damaligen Zeit erklärt manches, was uns jetzt befremdet. Wenn Goethe in feuriger Jugendkraft rücksichtslos sich frischem Lebensgenusse ergab und sich wenig um ein geregeltes Leben kümmerte, so blieb die Strafe dafür wie für andere Unvorsichtigkeiten, durch welche er seine Gesundheit schädigte, nicht aus. Ein Blutsturz brachte ihn an den Rand des Grabes. — "

Er hatte es kein Hehl, daß er leichtsinnig auf seine Gesundheit eingestürmt sei; allein als er nun nicht allein sich selbst mit einer gewissen Ängstlichkeit schonte, sondern auch die Freunde gern zur Mäßigung ermahnte, entging er ihrem Spotte nicht, wie es in einem seiner Lieder heißt:

> Ihr lacht mich aus und ruft: der Tor,
> Der Fuchs, der seinen Schwanz verlor,
> Verschnitt jetzt gern uns alle,
> Doch hier paßt nicht die Fabel ganz,
> Das treue Füchslein ohne Schwanz,
> Das warnt euch für der Falle.

Und dieser Scherz vom Füchslein muß in dem Freundeskreise sprichwörtlich gewesen sein, denn auch in den Briefen wurde es mehrmals erwähnt.

Mit folgender Ermahnung schließt ein Brief Goethes an seinen Freund J. Breitkopf: „Nur eines will ich Dir sagen, hüte Dich ja für der Liederlichkeit. Es geht den Mannsleuten mit unsern Kräften wie den Mädchen mit der Ehre. Einmal zum Henker eine Jungferschaft, fort ist sie, man kann wohl so was wieder quacksalbern, aber es will's ihnen alls nicht tun."

Endlich befiel ihn, wie er schreibt, ein schmerzhaftes Wundsein der Kehle, besonders am Zapfen mit schmerzhaftem, schwierigem Schlingen, das weder durch Gurgeln noch Pinseln zu beseitigen war. Goethe beschuldigt das Radieren und Ätzen als Ursache des Übels.

Diese Krankheiten und Kuren führten Goethe auf chemische Versuche in einem mangelhaft ausgestatteten Laboratorium, endlich zum Studium der Boerhaveschen chemischen Kompendien und sonstiger medizinischer Schriften.

Am Schlusse meiner in der Münchener Medizinischen Wochenschrift publizierten Mitteilung wird über Goethes Nachkommenschaft folgendes berichtet: nach dem erstgeborenen August (ein eigener junger Mann nennt ihn sein Vater im Briefe an Zelter, 23. Februar 1831) sind geboren ein Sohn, totgeboren, ein Mädchen, 10 Tage nach der Geburt, ein Knabe, nach 18 Tagen gestorben, endlich ein Mädchen, bald nach der Geburt gestorben. Dies höchst auffallende Erlebnis wurde bisher ohne weiteres übergangen oder der „trunksüchtigen" Frau Christiane Schuld gegeben!

Von allen gegen meinen Aufsatz gerichteten Veröffentlichungen verdient nur die von B. Fränkel 1910 in der Zeitschrift für Tuberkulose, Band 15, Heft 4 publizierte „Des jungen Goethe schwere Krankheit Tuberkulose, keine Syphilis" Beachtung. Sie ist wissenschaftlich gehalten in einem medizinischen Journale publiziert. Nachdem jetzt weiteres Material zur Entscheidung dieser Frage beigebracht werden kann, wird es zich zeigen, ob das Fränkelsche oder mein Urteil besser begründet ist oder ob etwa beide gleich schwer wiegen. Den in seinen Ursachen dunklen Blutsturz[1]) ausgenommen, finde ich in Goethes Krankengeschichte kein einziges für Tuberkulose sprechendes Zeichen. Fänden sich aber solche, dann könnte man über des jungen Goethe schwere Erkrankung „Tuberkulose und Syphilis" schreiben.

Ich schicke einen kurzen Abriß der Geschichte dieser Angelegenheit voran. Vor mehr als einem Menschenalter wurde auf einer Jahresversammlung der südwestdeutschen Universitäten die Frage aufgeworfen, in welcher deutschen Komödie ein Sassafras vorkäme, auf die sich Otto Jahn in seinem oben erwähnten Werke (1. Aufl., S, 74, 2. Aufl., S. 103) beziehe. Ich habe in einer scherzhaft geführten Unterhaltung auf den Doppelsinn des Theaterhelden und des Medikamentes (species ad decoctum lignorum) hingewiesen und Erich Schmidt hat

---

[1]) Übrigens berichtet Häser im III. Band seiner Geschichte, S. 267, von gefährlichen Blutungen aus zerfallenen luetischen Rachengeschwüren nach Beobachtungen von Benedetti und Hutten.

vorzugsweise auf die zweite im dritten Briefe angeführte
Stelle meine Ansicht akzeptiert und zugleich eine
Übersicht der Sassafrasfiguren in der deutschen Literatur gegeben. Eine Stelle aus diesen Publikationen
(Goethejahrbuch 1. Band 1880, Seite 327) und in der
Zeitschrift für deutsches Altertum, neue Folge 13,
Seite 234 führe ich zum Zwecke der Aufklärung der
Sache wörtlich an: „Notabene, er heiße Sassafras und
seine Geliebte Sassabariliga HW und ich lignum
sanctum lippe und ich heiße album grecum, so ist das
ganze Decoctum beisammen." Dieses Sprüchlein bezeugt laut den Doppelsinn der stigmatisierten Figur
für Possenheld und für die Ingredienz eines verord-
neten Arzneitrankes. Ich habe wohlbedacht meine Darstellung der Sache in einer hochgeachteten medizinischen Wochenschrift publiziert und lasse den Wortlaut des Schlusses der Arbeit hier folgen:

„Ich habe mir diese Publikation reiflich überlegt
und die naheliegende Gefahr des Vorwurfes der Skandal-
sucht gegen Goethe wohl erwogen. Wer kennt nicht
den Makel, mit welchem der Pöbel aller Stände den von
einer gewissen Krankheit Befallenen beschimpft. Werden, so überlegte ich, nicht gewisse Goetheaner meine
Publikation als Verunglimpfung Goethes hinstellen?
Hier aber nehme ich den Schutz, den mir mein ärztlicher
Beruf gewährt, in Anspruch. Ein schlechter Kerl von
Arzt, welcher sein Besserwissen von solchen Dingen
frivol und gleisnerisch benutzt. Ich handle in gutem
Glauben und setze Wahrheit und Klarheit gegen Un-

richtigkeit und Dunkelheit. Und dann — wer hat denn angefangen? Wird allerorten von Blutsturz, Halsgeschwulst, Verdauungsstörung geschrieben, veröffentlicht man Briefe über Arzneiwirkungen, beschreibt man Goethes Art zu leben, zu essen, zu trinken, zu schlafen, seine verschiedenen späteren Krankheitszufälle, seine Kuren, so findet der Arzt keine Ursache, auf halbem Wege stehen zu bleiben, zumal wenn es gilt, offenbare Unrichtigkeiten zu berichtigen.

Aber ich wage weiter zu gehen. Ich behaupte, daß der Nachweis der Natur der Krankheit Goethes nicht unwichtige Aufschlüsse über seine allgemeine Gesundheitsbeschaffenheit und über die Wahl und Bearbeitung seiner poetischen Stoffe in und nach der Zeit seiner Krankheit bringt. Ich rufe Goethe wiederholt zum Zeugen an, wenn er schreibt „ein junger Mann, der durch eine verdrießliche Krankheit von irdischen Dingen abgesondert ist, finde es höchst erwünscht, die Lebhaftigkeit seines Geistes gegen die Himmlischen zu wenden." Er kennt des Glückes Grenzen, er liebt in Sentenzen zu sprechen, warnt vor liederlichem Leben, rät schnell zu heiraten. Durch seine Kurmaßnahmen wird er auf das Studium mystischer, chemischer, medizinischer, endlich auch philosophischer und theologischer Schriften, endlich gar zu geheimnisvollen chemischen Manipulationen geführt. Wir besitzen darüber das vollgültige Zeugnis in seinen Ephemeriden mit dem Motto „was man treibt, heute dies und morgen das". So kann er von sich in Wahrheit sagen, daß er Philosophie, Medizin und auch Theologie studiert habe. Nachweislich kommt ihm in dieser Zeit in Frankfurt die Faustsage wieder in die Hand, von der er, wie man aus einigen Briefstellen und einer Äußerung in der Komödie „Die Mitschuldigen" herausliest, schon früher Kenntnis gehabt haben muß.

Man wird zugeben, daß derartige Situationen, Stimmungen und Beschäftigungen von großem Einflusse auf die Schöpfungen eines Genies sein müssen.

Daß das Liebesleben, wie es sich seit zirka 2000 Jahren allgemach gestaltet hat, sich als treibende Kraft nicht nur für die lieblichsten, sondern auch für die trübseligsten Blüten der Poesie erwiesen hat, ist bekannt. Seitdem dasselbe in seiner Betätigung als bloßer Naturtrieb zur Sünde gestempelt und demgemäß n jeder Hinsicht deterioriert, in die dunklen, schmutzigen Höhlen anderer Laster gedrängt worden ist, hat sich die Natur an der Menschheit, die sich an ihr versündigt, auf fürchterliche Weise gerächt. Das ist der irdisch verzerrte Teil der himmlischen Mächte, die uns ins Leben stoßen, den Armen schuldig werden lassen und dann der Pein überlassen. Unter dieser Pein seufzt ein ungeahnt großer Teil der Menschheit und in diesem oft die Allerbesten.

Mein Material zur Beurteilung der hier behandelten Frage hat sich inzwischen an Zahl und Bedeutung vermehrt. Unserer oben gegebenen Darstellung schließt

sich adäquat das Urteil Goethes über die Beschaffen-
heit und Erscheinung seiner häufig rezidivierenden
Krankheit speziell seiner Augenkrankheit hier an. In
einem aus Weimar am 17. Januar 1805 an Schiller
gerichteten Briefe heißt es: „Ob nun nach der alten
Lehre die humores peccantes im Körper herumspa-
zieren, oder ob nach der neuen die verhältnismäßig
schwächeren Teile in Désavantage sind, genug, bei mir
hinkt es bald hier bald dort und sind die Unbequemlich-
keiten aus den Gedärmen ans Diaphragma, von da in
die Brust, ferner in den Hals usw. ins Auge gezogen,
wo sie mir dann am allerunwillkommensten sind. (Man
vergleiche hierzu aus dem Briefwechsel des Herzogs,
Großherzogs Carl August mit Goethe, 1. Band 1915,
Seite 333, 341 und 343.) Diese Augenaffektion bestand
nach der Diagnose seines Hausarztes Vogel in einer
Netzhautentzündung, die oft rezidivierte und gewöhn-
lich durch Aufenthalt im Dunkeln (andere Verordnungen
sind unbekannt) mit Erfolg behandelt wurde. Hermann
Cohn (Deutsche Revue 1906, Februar) nimmt, da von
den gewöhnlichen Ursachen der Krankheit wie Ver-
letzung, Blendung, Syphilis, Allgemeinleiden bei Goethe
nichts nachzuweisen ist, große Augenanstrengung als
Ursache an. Jedenfalls hat die Krankheit nach brief-
lichen Äußerungen Goethes und Carl Augusts oft Rück-
fälle gemacht.

Diese Leidenszeit zieht sich über mehrere Jahre hin.
Im Briefe vom 23. März 1800 heißt es, „da ich mich
einmal entschlossen habe, krank zu sein, so übt auch

der Medikus, dem ich solange zu entgehen gesucht habe, sein despotisches Recht aus. Wie sehr wünschte ich, daß Sie wieder zu den Gesunden gehörten, damit ich mich bald Ihres Besuches zu erfreuen hätte. Ich brauche diese schlechte Zeit" usw.

Man vergleiche damit die Briefe des Herzogs an Goethe vom 27. Juli 1805, ferner vom 6. März 1806 und die Briefe Goethes an den Herzog vom 10. August 1805 und vom 4. August 1806.

Von der größten Wichtigkeit ist die Entstehungsgeschichte der leider an wichtiger Stelle arg verstümmelten (s. S. 36—48) 11. Elegie. In einem aus Rom vom 3. Februar 1787 an Carl August gerichteten Briefe warnt ihn Goethe vor den allerliebsten, gefällig sich beschauen- und genießenlassenden jungen Mädchen oder vielmehr jungen Frauen; es wäre eine sehr bequeme Lust, wenn die französischen Einflüsse nicht auch dieses Paradies unsicher machten.

Auf eine Klage Carl Augusts über ein lästiges örtliches Übel antwortet Goethe beruhigend mit einer Angabe, es handle sich um Hämorrhoiden. Der Brief Carl Augusts und Goethes Antwort fehlen in der zweiten Ausgabe des Briefwechsels 1863 und 1915[1] — aber der folgende Brief vom 16. Februar 1788 läßt den Inhalt dieser verloren gegangenen Briefe erraten. Auf den Bericht des Kranken, das Übel habe sich auf die Nachbarschaft ausgebreitet, schreibt Goethe aus Rom

---

[1] Und werden wohl nie veröffentlicht werden.

(Seite 117 und in der großen Sophienausgabe 1890,
8. Band, Seite 346): „Ich war gutmütig genug, bei
Lesung Ihres Briefes, den mir der Kurier brachte, an
Hämorrhoiden zu denken und sehe nun freilich, daß
die Nachbarschaft gelitten hat. Wenn nur durch diese
verdrießliche Inoculation alles Böse auf einmal aus
dem Körper getrieben worden ist. Ich werde nicht ver-
fehlen, mit dem geheimnisvollen Sigillo (hier folgen
fünf geheime astrologische Zeichen) den bösen Geistern
zu trutzen. Sie schreiben so überzeugend, daß man ein
Cervello tosto sein müßte, um nicht in den süßen
Blumengarten gelockt zu werden. Es scheint, daß Ihre
guten Gedanken vom 22. Januar unmittelbar nach
Rom gewirkt haben, denn ich konnte schon von einigen
anmutigen Spaziergängen erzählen. Soviel ist gewiß
und haben Sie als ein Doktor longe experientissimus
vollkommen recht, daß eine dergleichen mäßige Bewe-
gung das Gemüt erfrischt und den Körper in ein köst-
liches Gleichgewicht bringt, wie ich solches in meinem
Leben mehr als einmal erfahren, dagegen auch die Un-
bequemlichkeit gespürt habe, wenn ich mich von dem
breiten Wege auf den engen Pfad der Enthaltsamkeit
und Sicherheit einleiten wollte." — Und nun heißt es
in dem Briefe vom 6. April 1789: „Sagen Sie mir
gelegentlich ein Wort, wie Sie sich befinden. Ich
fürchte, das leidige Übel hat Sie noch nicht verlassen.
Ich werde ihm ehestens in Hexametern und Pentametern aufs schmählichste begegnen, das hilft aber nicht
zur Kur." Zu diesem Briefe macht der Herausgeber

des 1915 publizierten Briefwechsels auf Seite 399 folgende Anmerkung: In Hexametern und Pentametern, die prachtvolle Elegie „Zwei gefährliche Schlangen" hielt Goethe, wie es scheint, streng geheim. Sie findet sich jetzt in der Sophienausgabe. — Folgende Briefstellen behandeln die Kuren und die Besorgnis nicht völliger Heilung des Übels: vom 25. Januar 88, Seite 109, vom 6. April 89, Seite 140 und endlich bringt der Herausgeber zu der letzten Briefstelle die eben angeführte Äußerung und Erklärung des Ursprunges der Elegie. Wir erfahren, daß die Krankheit eine hartnäckige und langwierige war (Brief vom 16. Februar 88 und vom 6. April 89). Über die Kuren kann man nach dem geheimnisvollen Sigillo[1]) vollberechtigte Vermutungen aufstellen.

Hier folge zu der oben wiedergegebenen 11. Elegie die verwandte 18.:

„Eines ist mir verdrießlich vor allen Dingen, ein anderes

Bleibt mir abscheulich, empört jegliche Faser in mir,

Nur der bloße Gedanke. Ich will es euch Freunde gestehen:

Gar verdrießlich ist mir einsam das Lager zu Nacht.

---

[1]) Das Sigillo zeigt die Zeichen des Merkur, des Wagens, des Widders, des Löwen und des Skorpions: also das Heilmittel gegen die durch die Zeichen der wilden, reißenden Tiere bezeichnete Krankheit bis zur Wiederherstellung des gesunden Gleichgewichtes. (Nach Dr. M. Levor in dem in der Deutschen Medizinischen Wochenschrift 1911, Nr. 5, publizierten Aufsatz „Die Liebeskrankheit in Goethes Dichtung").

Aber ganz abscheulich ist's auf dem Wege der Liebe
Schlangen zu fürchten und Gift unter den Rosen der
Lust,
Wenn im schönsten Momente der hin sich gebenden
Freude
Deinem sinkenden Haupt lispelnde Sorge sich naht.
Darum macht Faustine mein Glück, sie teilet das
Lager
Gerne mit mir und bewahrt Treue dem Treuen genau.''

Was bedeuten diese Elegien und die obigen Briefstellen für unsere Sache? Vor allem, daß die Krankheit
und ihre Gefahren Goethe gut bekannt waren. Rührend
ist die gegenseitige Teilnahme der Freunde in Rat und
Tat an ihren Leiden.

Wer zwischen den Zeilen zu lesen versteht, wessen
Ohr aus Klagetönen und Seufzerlauten eine aus der
Tiefe des Herzens schwellende Melodie zu vernehmen
vermag, dem werden die in Rom gedichteten 8. und
11. Elegie und endlich das in der Leidenzeit der Leipziger Krankheit entstandene Gedicht: Adler und Taube
die quälende Gemütsdepression und ihre Ursachen überzeugend enthüllen. Hier stehe das Jugendgedicht
Goethes, entstanden in der Leipziger Leidenszeit:

,,Ein Adlersjüngling hob die Flügel
Nach Raub aus;
Ihn traf des Jägers Pfeil,
Und schnitt der rechten Schwinge Sehnkraft ab.
Er stürzt herab in einen Myrtenhain,
Fraß seinen Schmerz drei Tage lang,

Und zuckt in Qual
Drei lange lange Nächte lang:
Zuletzt heilt ihn
Allgegenwärtiger Balsam,
Allheilender Natur.
Er schleicht aus dem Gebüsch hervor
Und reckt die Flügel — ach!
Die Schwingkraft weggeschnitten
Hebt sich mühsam kaum
Am Boden weg,
Unwürdigem Raubbedürfnis nach;
Und ruht tief trauernd
Auf dem niedern Fels am Bach;
Er blickt zur Eich' hinauf,
Hinauf zum Himmel,
Und eine Träne füllt sein hohes Aug'.
Da kommt mutwillig durch die Myrtenäste
Daher gerauscht ein Taubenpaar,
Läßt sich herab und wandelt nickend
Über goldnen Sand am Bach,
Und rukt einander an;
Ihr rötlich Auge buhlt umher,
Erblickt den innig Trauernden,
Der Tauber schwingt neugiergesellig sich
Zum nahem Busch und blickt
Mit Selbstgefälligkeit ihn freundlich an.
Du trauerst, liebelt er,
Sei guten Mutes, Freund!
Hast du zur ruhigen Glückseligkeit

Nicht alles hier.
Kannst du dich nicht des goldenen Zweiges freuen,
Der vor des Tages Glut dich schützt.
Kannst du der Abendsonne Schein
Auf weichem Moos am Bache nicht
Die Brust entgegenheben.
Du wandelst durch der Blumen frischen Tau,
Pflückst aus dem Überfluß
Des Waldgebüsches dir
Gelegene Speise, letzest
Den leichten Durst am Silberquell —
O Freund, das wahre Glück ist die Genügsamkeit,
Und die Genügsamkeit hat überall genug. —
O Weise, sprach der Adler, und tiefernst
Versinkt er tiefer in sich selbst,
O Weisheit, du redst wie eine Taube."[1]

Wir kommen zu der Überzeugung, daß Goethe dem Unglücke der Erkrankung schwere Opfer an Widerstandskraft und Geduld gebracht hat; und wir bewundern den großen Künstler, dem es gelungen ist, diesen spröden Stoff zu vollendeten Kunstwerken für den heiteren Leipziger Freundeskreis in losen Versen, für ernste Männer in tiefergreifenden Tönen, wie sie nur seinem Psalter entstammen, zu gestalten.

---

[1] Haben wir mit dieser schönen Fabel nicht ein treffendes Bild des kranken Adlerjünglings Goethe, in Unterredung mit den Frankfurter frommen schönen Seelen (v. Klettenberg-Griesbach) vor uns?

Nachwort.

In einem im 2. Bande 1915 des Jahrbuches der Goethe-Gesellschaft veröffentlichten Artikel („über Goethes Leipziger Krankheit") wird verlangt, daß der von Erich Schmidt in der Biographie der sechsbändigen Goethe-Ausgabe geschriebene Satz, „nicht ohne eigene Schuld (von Leipzig) kränklich heimgekehrt verbrachte Goethe anderthalb stille Jahre in Frankfurt" in einer 2. Auflage gestrichen werde. Man hätte sich die Mühe dieses peremptorischen Verlangens sparen können, wenn man sich, was wohl erwartet werden darf, in der für die Sache wichtigen Literatur etwas umgesehen hätte. Diese Mahnung ist an eine falsche Adresse gerichtet. Otto Jahn hat die Strafpredigt an den toten Goethe in dem oben zitierten Buche (in beiden Auflagen), von dem diese ganze Diskussion ausgegangen ist, bedeutend kräftiger als Erich Schmidt ergehen lassen. Laßt den Satz ruhig stehen. —

Am Schlusse eine Frage: Wie hat der 79 jährige Goethe über seine Leipziger Tage und Werke gedacht? Diese Frage beantwortet Goethe in einem am 3. Januar 1828 an Frau von W. nach der Lektüre seiner an seinen ältesten Freund Riese in Leipzig gerichteten Briefe[1])

---

[1]) Otto Jahn, Biographische Aufsätze 1866. Goethes Jugend in Leipzig S. 351/2. — Und 1915 Briefwechsel zwischen Goethe und Frau v. Willemer; hrg. von Max Hecker.

mit folgenden Sätzen: „Eigentlich waren es uralte, redlich aufgehobene Briefe, deren Anblick nicht erfreulich sein konnte. Hier lagen mir eigenhändige Blätter vor Augen, welche nur allzudeutlich ausdrückten, in welchen sittlich kümmerlichen Beschränktheiten man die schönsten Jugendjahre verlebt hatte. Die Briefe von Leipzig waren durchaus ohne Trost; ich habe sie alle dem Feuer überliefert; zwei von Straßburg heb' ich auf, in denen man endlich ein freieres Umherblicken und Aufatmen des ganzen Menschen gewahr wird." —

Wem diese Allotria-Arbeit wie ein aus drei verschiedenen Enden zusammengeknoteter Strick erscheinen sollte, dem schneide ich das leidlich glatte Seil an zwei Stellen durch, und weise ihm den aus drei Fädchen gedrehten roten Faden, der das ganze durchzieht, nach. — Die drei Fädchen bedeuten erstens: bete keinen Helden an; zweitens: laß deine schöpferische Schaffenskraft nicht durch die Mitwelt für nichts zermürben; drittens: überwinde äußeres und inneres Ungemach, indem du es zum fruchtbaren Stoff deiner Schöpferkraft machst.

Das Ganze bedeutet ein Leitseil für junge wackere Künstler und Literaten.